DU CHLORE

EMPLOYÉ COMME REMÈDE

CONTRE

LA PHTHISIE PULMONAIRE,

PAR J. N. GANNAL.

PARIS.

CHEZ L'AUTEUR,

RUE SAINT-DOMINIQUE-D'ENFER, N° 4.

1832.

IMPRIMERIE ET FONDERIE DE RIGNOUX ET Cie,
RUE DES FRANCS-BOURGEOIS-S.-MICHEL, N° 8.

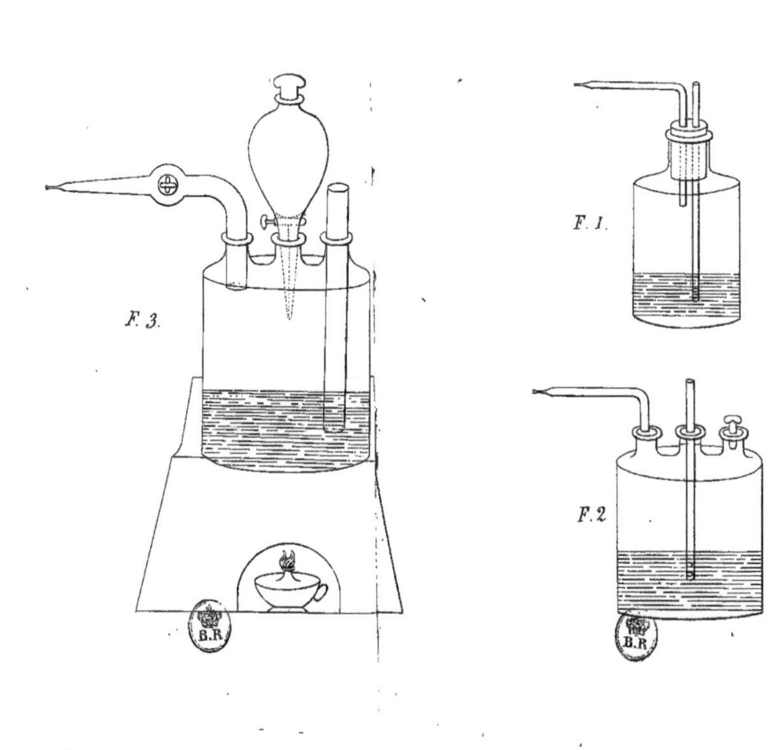

F. 1.
F. 2
F. 3.
B.R
B.R

DU CHLORE

EMPLOYÉ COMME REMÈDE

CONTRE

LA PHTHISIE PULMONAIRE.

Deux intérêts m'engagent à prendre la plume : le premier est celui de l'humanité, le second m'est personnel. Le but de l'un et de l'autre est de la plus haute importance; il tend à prouver qu'une des maladies les plus funestes, parmi celles qui nous affligent, peut être guérie à des degrés réputés jusqu'ici hors de la puissance de l'art. Je tiens, et personne sans doute ne m'en blâmera, à établir que les moyens par moi proposés ont été les plus efficaces pour parvenir à ce but. Quand même il ne serait que naturel de défendre ma découverte, je serais justifié d'en prendre soin; mais la discussion qui suivra sur les avantages comparatifs des divers appareils usités depuis le mien, et la conséquence qui en résultera de la préférence qu'il mérite, est un nouveau service que je crois rendre à l'humanité.

Mon appareil vaut en effet 75 cent., suivant qu'il est fait, comme l'indique la figure I, planche 1, ou 2 fr. 50 cent. selon la figure II*. Celui qu'on a voulu y substituer coûte, au contraire, de 15 à 30 fr. Celui que vend le pharmacien Richard, et qui n'est rien que le mien re-

---

* Chez M. Lacroix, faïencier, rue des Fossés-Saint-Germain-des-Prés, n° 19; et chez M. Quesneville, pharmacien, rue du Colombier, n° 23, faubourg Saint-Germain, pour le chlore pur.

vêtu purement et simplement de son nom, est payé chez lui de 5 à 15 fr.

La phthisie pulmonaire n'épargne pas les pauvres ; il n'est pas indifférent d'apprendre aux malades malheureux qu'ils trouveront pour 75 cent. un secours aussi efficace que celui qu'on annonce valoir depuis 5 jusqu'à 30 francs. D'ailleurs n'est-ce pas aggraver le mal que de contraindre celui qui en est affecté à différer ou à ne jamais tenter l'usage d'un moyen qui lui occasionnerait une dépense excessive ? Il y a donc humanité à offrir toutes les chances de salut que ma découverte assure, quand à leur tour les pharmaciens se contenteront de vendre moins d'un franc l'once une substance dont ils se procurent cent litres à moins de 3 francs.

Le remède que je recommande est l'emploi du CHLORE. Les faits que je vais citer porteront à en admettre la puissance, malgré les doutes qu'élèvent encore certains praticiens routiniers.

L'affection que le chlore guérit ou soulage est la phthisie pulmonaire. Dans deux mémoires lus à l'Académie des Sciences, l'un le 8 janvier 1828, l'autre le 28 juillet de la même année, j'ai déjà expliqué et motivé l'espérance que j'avais dès lors conçue d'apporter un remède efficace à cette affection jusqu'alors jugée presque absolument incurable.

De nouvelles observations ont été produites en faveur de mon opinion : les unes me sont fournies par d'habiles médecins, qui savent servir la science avec autant de zèle qu'ils mettent de probité à respecter le bien d'autrui. De ce nombre je citerai MM. François de Mons, Busnel de Dieppe, Salonne, Moret, Devergie, etc., de Paris. Les autres observations, je les emprunte à des hommes moins généreux, à des hommes que l'appât du lucre conduit à être utiles, et qui n'ont consenti à donner suite à une pensée heureuse qu'en s'appropriant un honneur qui ne leur est pas dû, qu'en attirant dans leur bourse des bénéfices qui restreignent le bienfait d'une découverte à eux totalement étrangère.

Tous ces témoignages rassemblés porteront sans doute dans le public une conviction que l'autorité d'un rapport académique aurait peut-être pu rendre plus importante, mais qui serait trop attendue, l'avis des commissaires devant seul profiter au véritable inventeur... Qu'il serait bien plus promptement obtenu cet avis, si l'intrigue et la faveur en devaient tirer parti !

N'ai-je pas le droit de m'exprimer ainsi, moi qui réclame vainement un rapport sur un mémoire remis le 8 janvier 1828 ; moi qui ai vu M. Cottereau obtenir si rapidement * un éloge, quelque peu contestable, pour la description d'une invention qui n'est pas de lui, qu'il a seulement modifiée, je devrais dire gâtée, et qu'il fait payer chèrement au malade réduit à l'employer ?

Je rappellerai rapidement le contenu de mes deux premiers mémoires.

La phthisie pulmonaire, quelles que fussent ses espèces, dès qu'elle avait atteint un degré assez avancé pour être reconnue, était naguère encore considérée comme incurable.

En vain le régime, les boissons émollientes, les antiphlogistiques, les révulsifs étaient mis en usage ; c'était plutôt par sentiment de devoir que par espoir de réussir que les praticiens recouraient à cette triste thérapeutique.

Laënnec étonna presque tous les médecins quand il annonça que les poumons présentaient des cicatrices qui ne permettaient pas de douter que la phthisie pulmonaire ne pût un jour être guérie même après avoir donné lieu à des cavernes.

* Mémoire de M. Cottereau sur le chlore, présenté le 25 mai 1829 ; Rapport de MM. Duméril et Magendie du 3 août 1829.

Étranger à la médecine, j'ignorais que déjà de graves praticiens eussent pressenti que le remède à cette cruelle maladie serait un gaz ou une vapeur, et que les voies de son introduction seraient les *bronches*.

Je ne connaissais que les tentatives infructueuses de l'emploi de l'oxigène, condamnées par Fourcroy.

Quoique, à partir du jour où j'étais devenu préparateur de chimie, j'eusse eu le projet de m'occuper des applications de cette science à la médecine, je n'étais pas assez versé dans la connaissance des livres publiés, pour savoir que le docteur Favart, et peut-être d'autres avant lui, avait, dès 1804, écrit que, «dans la pneumonie latente on «pouvait introduire dans les bronches les vapeurs du gaz «acide muriatique oxigéné, avec toute la prudence «qu'exige un tel remède.» Je ne savais pas non plus que le professeur Hallé eût également, dans les derniers momens de sa vie, fait des tentatives sur l'emploi du chlore, quand devenu en 1817 directeur d'une fabrique de toiles peintes, à Saint-Denis, je remarquai que les ouvriers exposés aux exhalaisons du chlore semblaient préservés de la phthisie, et que quelques-uns d'entre eux, atteints de cette affection, paraissaient s'en être guéris sous l'influence d'une atmosphère chargée de ce gaz. Pour constater de plus en plus ce fait, j'interrogeai MM. Ador, Bonnaire et Dizé, qui possèdent des fabriques de chlore; ils confirmèrent mes remarques par celles qu'ils avaient été dans le cas de faire.

De ces observations à l'invention d'un appareil qui devait présenter les mêmes résultats, il n'y avait plus qu'un pas, mais il fallait le faire. Une difficulté m'arrêta longtemps, je n'étais pas médecin; la délicatesse autant que mon ignorance me commandaient la circonspection, c'est ce qui m'engagea à communiquer à M. le docteur Bourgeois, de Saint-Denis, les faits que je venais d'observer et de recueillir.

L'année suivante, riche d'une plus grande masse de faits bien avérés, j'en fis part au célèbre Laënnec, puis enhardi par la connaissance qui m'était acquise que la morve des chevaux était une maladie analogue à la phthisie des hommes, j'écrivis à M. Castelbajac pour lui demander à expérimenter sur les chevaux. Ce fut en 1822 que je fis cette demande ; M. Léon Vautrin, de Metz, s'occupa de son côté de l'examen de cette question; et cependant, M. le docteur Cottereau prétendit disputer de la priorité, le 23 juin 1829 !...

En 1823, le célèbre Laënnec, sur mes données, se décida à placer quelques phthisiques de l'hôpital de la Charité dans une atmosphère mêlée de chlore. Ses expériences furent peu concluantes pour le gaz en particulier, parce que l'habile médecin crut devoir en faire usage concurremment avec d'autres substances; il obtint, toutefois, une amélioration inattendue sur quelques individus; je puis citer ici l'autorité de MM. Mariadie, Laënnec et Sanson jeune, qui se rappellent ces circonstances.

Dans la même année, M. le docteur Lafanne, d'après mes conseils, employa le chlore sur Mademoiselle Syms, fille de l'amiral de ce nom; il n'a pas réussi. Doit-on l'attribuer à ce qu'un pharmacien lui avait fourni *du chlore gazeux dans des vessies* * ?

De son côté, M. le docteur Bourgeois prétendit qu'à partir de 1816, époque où, *selon lui*, la colonie de Flamands appartenant à M. Gombert et compagnie vint s'établir à Saint-Denis, il avait observé que les ouvriers étaient préservés de la phthisie dans cet établissement comme dans ceux où j'avais été employé. La date de M. Bourgeois ne serait pas mal choisie s'il lui était permis de prouver

---

* Quatre vessies pleines de chlore se sont crevées dans la chambre de la malade dès qu'on les eut touchées, et ont produit pour un moment une atmosphère dont celle-ci a été fortement incommodée.

que celle de la colonie coïncide avec l'époque qu'il énonce; mais, malheureusement pour lui, elle n'arriva à Saint-Denis qu'en 1818.

A ce moment j'avais quitté Saint-Denis, et déjà mes observations étaient faites, conséquemment elles ont précédé les essais qui sont propres à M. Bourgeois, et auxquels il s'est livré, dit-il, sans se rappeler mes précédentes communications.

Il fit confidence de ses remarques à M. Laënnec en 1824, et présenta un mémoire à l'Académie de Médecine le 8 avril 1828, dans lequel il conclut pompeusement à l'adoption de l'agent thérapeutique dont la découverte m'appartient.

Tout conspirait à corroborer de plus en plus les bases de ma conviction ; cependant je n'obtenais d'aucun médecin l'assistance nécessaire pour entreprendre une série non interrompue d'expériences probantes.

J'attendis, mais vainement encore pendant trois ans : enfin, le 27 septembre 1827, j'insérai dans plusieurs journaux une lettre ; elle ne détermina qu'un praticien , M. Douen, à s'adresser à moi ; mais, dans moins de huit jours, plus de deux mille personnes réclamèrent mon assistance : la première de toutes fut un employé du Jardin des Plantes, qui vint de la part de M. le baron Cuvier, pour sa fille alors très malade. J'eus plus tard l'occasion de diriger plusieurs praticiens dans l'administration de ce nouveau moyen.

Il ne s'agit pas ici d'indiquer la supériorité d'un agent thérapeutique sur un autre; la question est plus absolue ; ce n'est pas un moyen qui réussit mieux qu'un autre, mais un remède qui guérit ou soulage , dont il faut constater les effets. Je n'établirai donc pas de comparaison statistique entre le nombre des tentatives et celui des succès ; j'indiquerai seulement les faits favorables ; plus tard il conviendra de rechercher combien de fois le chlore a guéri la phthisie sur un nombre donné de tentatives; aujourd'hui il faut seulement établir qu'il guérit ou soulage des infortunés que les autres ressources de la médecine condamnent à une mort certaine.

Les faits suivans et les autorités que je vais citer ne laisseront, j'espère, point de doute aux praticiens sur cette assertion.

PREMIÈRE OBSERVATION.

M. le comte Delâtre de la Hutte, malade depuis environ deux ans, avait pris une grande quantité de médicamens béchiques; un vésicatoire lui avait été appliqué au bras; il prit le parti de quitter la Belgique pour se rendre à Paris (d'après le conseil de ses médecins). La toux était fréquente, opiniâtre, toujours suivie d'expectoration purulente; le sommeil n'avait lieu qu'à des intervalles fort courts; de la matité existait au tiers supérieur du poumon gauche. M. Delâtre, d'une constitution sèche et ardente, alla consulter divers médecins qui, après l'avoir exploré, lui conseillèrent de continuer les moyens dont il avait fait usage, et d'aller passer l'hiver à Nice, sur les côtes de la Méditerranée, ou dans d'autres contrées méridionales. Lorsque je fus appelé près de lui, les fumigations furent commencées le 21 octobre 1827, elles diminuèrent d'abord la fréquence de la toux et la quantité des crachats; l'appétit devint meilleur, le visage acquit une coloration plus vive, la peau resta toutefois aride et sèche: les bains furent prescrits, et M. le docteur Bégin conseilla un régime adoucissant *. L'état du malade s'était bien amélioré; il était, dès le

---

* Nous avons remarqué pendant le long temps que nous nous sommes occupé de cette maladie que le régime alimentaire] le plus convenable doit se composer de viandes; les hydrogénées, les légumes, et surtout les poissons ne conviennent pas.

1er novembre, très rassurant. Depuis cette époque, excepté les impressions défavorables résultant des variations atmosphériques, le rétablissement continuait à faire de sensibles progrès : voici une note de M. Bégin, qui constate nos assertions.

«M. de la Hutte, en continuant les fumigations, a vu d'une part l'oppression dont il était atteint, et de l'autre l'expectoration qui l'épuisait, se dissiper graduellement : il avait pris l'habitude de compter chaque jour le nombre de ses quintes de toux, ainsi que celui de ses crachats, et les uns et les autres diminuèrent suivant une progression constamment accélérée ; l'appétit était devenu aussi vif qu'à aucune autre époque de la vie, et pouvait être impunément satisfait ; le malade n'éprouvait plus aucune gêne dans le thorax ; il dormait parfaitement bien, se livrait aux plaisirs de la promenade et du spectacle sans aucun inconvénient ; la matité du son, que rendait la poitrine sous la clavicule, n'existait plus, et tout indiquait une guérison aussi solide qu'inespérée, au moins sous le rapport de la promptitude, si on le compare au long espace de temps depuis lequel M. le comte Delâtre de la Hutte souffre déjà.»

Depuis le départ de ce malade, j'ai conservé avec lui des relations, et voici une lettre qu'il m'adressa, et qui en dira plus que je ne pourrais le faire moi-même.

«Au château de la Hutte, près Mons, 10 juillet 1828.

«Monsieur,

«En quittant Paris je m'étais bien promis de vous tenir au courant de ma santé ; je n'ai attendu aussi long-temps que parce qu'il ne lui est survenu aucun dérangement. Je n'ai donc qu'à me féliciter d'avoir eu le bonheur de faire votre connaissance et d'avoir employé le procédé ingénieux par lequel vous m'avez délivré si absolument d'une maladie dangereuse. Je me plais à vous donner l'assurance que je n'ai rien éprouvé de fâcheux depuis notre séparation, et à vous renouveler celle de la vive reconnaissance avec laquelle j'ai l'honneur d'être, etc.

« *Signé*, le comte DELATRE DE LA HUTTE. »

« *P. S.* Je pense, monsieur, qu'il ne vous sera pas désagréable de recevoir de mon médecin la même certitude que je vous donne ici; je le prie d'ajouter quelques lignes à ma lettre pour votre satisfaction et la mienne. »

« Monsieur Gannal,

« Je puis vous assurer que la santé de M. Delâtre est en ce moment des plus florissantes sous tous les rapports; on ne se douterait jamais que sa poitrine a été malade; tant la parole et la respiration sont libres, malgré des exercices même forcés et un régime qui n'est pas toujours d'accord avec les lois de l'hygiène.

« Quelques exemples pareils, Monsieur, et je vous promets une ample moisson de gloire, malgré l'envie toujours acharnée contre les découvertes les plus utiles.

« J'ai vu avec plaisir que vous continuez à réussir, quoi qu'en disent vos journaux de médecine, trop souvent au service de gens intéressés à tromper. Nous, Belges, étrangers à vos débats et à cet *esprit de coterie* si nuisible au progrès de la science, nous serions ravis de connaître en détail l'état actuel des choses concernant votre heureuse découverte. Donnez-moi, je vous prie, des explications que je me ferai un vrai plaisir de publier dans nos journaux. Juges impartiaux, vous êtes sûr de trouver en nous attention et justice. Je serai charmé pour mon compte d'être chargé d'une communication qui ne peut tourner qu'à l'avantage de la science et de l'humanité.

« Recevez, Monsieur, etc.,

« FRANÇOIS, D. M. P., à Mons. »

DEUXIÈME OBSERVATION.

Le 16 octobre 1827 j'ai reçu cette lettre :

«Monsieur,

«Mon médecin me parlant *avant-hier de me faire respirer le gaz chlore*, je me suis rappelé avoir lu dans le *Journal des Débats* un article que vous y avez fait insérer le 28 septembre dernier. Je l'ai communiqué à mon docteur qui désire s'en entendre avec vous. Faut-il, Monsieur, que je me rende près de vous, ou pourriez-vous m'indiquer le jour et l'heure auxquels vous seriez libre de venir près de moi pour avoir un entretien sur tout cela? Dans ce dernier cas, j'en préviendrai mon médecin pour qu'il se rencontre avec vous, et s'entende sur les moyens à employer en pareil cas; enfin, Monsieur, je vous serai obligé de m'indiquer le prix que vous mettez à la communication de votre procédé, soit pour la préparation du gaz chlore, soit pour son application.

«Mon docteur m'a dit que *l'usage du chlore était connu depuis long-temps* *, mais il ignore *si votre procédé offre des avantages sur ceux connus.*

«Agréez, etc.,

«*Signé*, **L. N. Étienne**, rue Taitbout, n° 28.»

J'ai eu un entretien, chez M. Étienne, avec M. le docteur Laroque le 18, et il fut convenu que je commencerais les fumigations, ce que je fis le 20; elles furent continuées pendant les mois de novembre et de décembre; le 15 janvier elles furent suspendues, reprises vers la fin, et abandonnées le premier jour de mars. Depuis lors M. Etienne s'est marié (10 mai), et a continué de jouir d'une bonne

---

* Depuis quand? qui l'avait employé? où? Vous eussiez été assurément bien embarrassé, monsieur le docteur, de répondre à ces questions précises, si votre malade vous les eût adressées.

santé. C'est en vain que j'avais fait à diverses reprises les plus instantes démarches près de M. le docteur Laroque, afin d'avoir un rapport sur l'état de M. Étienne: mes sollicitations sont restées sans effet, malgré la promesse qu'il m'avait donnée de m'adresser ce document. Je ne pouvais citer, pour certifier de mon succès, que l'autorité fort honorable de M. le docteur Bégin, qui avait vu le malade dans le seul intérêt de l'art, qui ne lui a donné aucun soin, mais qui a entendu de lui les détails de sa maladie, qu'il pourrait au besoin déclarer exacts. Mon regret est dissipé maintenant, et très complétement. La lecture du résumé de cette observation valut une réplique adressée par M. Laroque* au président de l'Académie des Sciences. J'en extrairai un passage sur la position du malade.

Il est plus satisfaisant pour le public de connaître du médecin même de M. Étienne l'état dans lequel j'ai trouvé ce dernier lorsque j'ai commencé à lui administrer mon traitement, d'autant plus qu'on ne soupçonnera pas ce médecin de partialité en ma faveur.

« Au moment où M. Étienne lut dans le *Journal des Débats* la lettre que M. Gannal y a fait insérer, il était dans « une position relative assez satisfaisante, c'est-à-dire que « son expectoration n'était plus sanguinolente, que ses « sueurs nocturnes et la fièvre lente qui le minaient avaient « disparu, que son appétit était excellent, que ses forces « s'étaient sensiblement accrues; *mais il existait dans la par-* « *tie supérieure de la poitrine, au-dessous de la clavicule droite,* « *un son mat qui s'étendait, dans tous les sens, à cinq ou six* « *travers de doigt.*

« En apposant le stéthoscope ou l'oreille sur ce point « évidemment engorgé, on entendait pendant la toux un « *gargouillement extraordinaire* et même un râle crépitant

---

*Le 11 juillet 1829, c'est-à-dire un an après la publication de mon mémoire. Voyez la *Revue médicale*, cahier d'août 1828, page 314.

«qui ne permettaient pas de douter de *l'existence d'une*
«*caverne* dans cette partie du poumon. Rien de semblable
«ne s'entendait du côté gauche, où l'air pénétrait sans
«aucune espèce de tumulte. La toux, qui se manifestait
«surtout le matin, était toujours *sourde et caverneuse*, les
«crachats peu abondans, mais diffluens, et d'une couleur
«verdâtre.»

Dans la nécessité d'abréger, pour l'intérêt du public,
que les personnalités instruisent peu; pour mon amour-
propre, que M. Laroque compromet singulièrement, et
pour M. Laroque, plus encore, auquel sa lettre fait peu
d'honneur, je passe les réflexions amères, et je résume
ce passage en disant que M. le docteur Laroque y prouve
l'assentiment donné par M. Étienne et par lui-même à
l'application de mon traitement.

«M. Gannal, poursuit M. le docteur Laroque, se rendit
«donc auprès de M. Étienne à l'heure qui avait été déter-
«minée, et dans le but de lui indiquer la manière d'user
«du remède et de préciser les quantités qu'il fallait en res-
«pirer chaque fois. On commença par quinze gouttes
«trois fois par jour, et l'on convint qu'on augmenterait
«graduellement la dose jusqu'à ce que le malade sentît
«de l'irritation dans la gorge.

« Jaloux de suivre ponctuellement les conseils de
«M. Gannal, *afin que dans le cas de non réussite* celui-ci
«ne pût s'en prendre à lui, M. Étienne parvint *au bout*
«*de deux mois* et successivement, à respirer cent cinquante
«gouttes de chlore dans les vingt-quatre heures. Mais
«alors le mal de gorge se développa avec violence, l'es-
«tomac, dont les fonctions digestives avaient diminué
«graduellement, cessa tout-à-fait de remplir ses fonc-
«tions, l'appétit devint absolument nul, la respiration
«embarrassée, la poitrine brûlante, et finalement un cra-
«chement de sang se montra..... Ces accidens se dissipè-
«rent bientôt sous l'influence de la saignée et des bois-

(15)

«sons adoucissantes qui rétablirent le malade dans l'état
«où il se trouvait *avant d'avoir vu M. Gannal**.» Avec une
grande différence toutefois, celle de la santé à la maladie.

Si je m'en rapporte aux lumières que m'ont communi-
quées quelques médecins, les cas où les cavernes se guérissent sont tout au moins fort rares. Le chlore eût-il
produit les symptômes d'irritation qui se sont développés
en dernier lieu chez M. Étienne, en faut-il conclure pour
cela, comme M. Laroque, au rejet de cet agent thérapeutique, quand il a été pris pendant près de quatre mois
avec succès?

M. Laroque connaît-il dans sa pratique beaucoup de
moyens qui aient ainsi suspendu des phthisies? Ignore-
rait-il par hasard que dans l'emploi de toute espèce de
médicamens il faut une mesure? se flatterait-il de ne l'a-
voir jamais dépassée? S'il en est ainsi, il est assurément le
premier médecin de la terre; mais si la seule chose vraie
est l'envie qu'il a qu'on le croie, il nous permettra de le
faire descendre du trône de la science des Broussais et
des Dupuytren, pour monter sur les tréteaux où s'ébat-
tent les marchands de vulnéraire suisse, et tous les charlatans de la même espèce.

Une autre version nous sera-t-elle permise encore?
M. Laroque ne serait-il pas de ceux dont M. Pelletan, de
spirituelle mémoire, disait : «Les chirurgiens qui n'ont
«jamais manqué de saignées sont ceux qui n'en ont jamais
«fait.» Mais le motif avoué de toute cette colère de M. Laroque est que je ne suis pas médecin. Préféreriez-vous,
monsieur le docteur, voir vos malades mourir en règle,
c'est-à-dire de votre fait, que de savoir que vos amis
guérissent par d'autres secours que ceux d'un homme

---

* J'ai fait une visite à M. Étienne le 14 octobre 1832 ; je l'ai trouvé
souffrant et convalescent d'une forte attaque de choléra.

porteur d'un diplôme ? MM. Broussais, Husson, mes amis Bégin, Sanson, Laënnec et autres, tiennent moins à l'habit, c'ést qu'ils ont, comme le public, conscience que chez eux l'homme vaut par lui-même.

L'affaire importante est que M. Étienne se trouve guéri. Il appartient au lecteur de juger jusqu'à quel point il est probable que le chlore a contribué à cette cure.

M. le doct. Busnel est moins offensé que M. le docteur Laroque, de la permission que je me suis donnée de toucher à l'*arche sainte* sans avoir reçu les ordres.

Voici la lettre que ce médecin a bien voulu me faire parvenir, avec la note des guérisons parfaites qu'il a obtenues.

« Dieppe, 4 avril 1830.

« Monsieur,

« J'ai été long-temps à répondre à votre lettre, je n'avais pas tous les renseignemens nécessaires, puis j'ai si peu de temps d'écrire, qu'en vérité je suis en retard avec tous mes amis. L'espoir d'un moment de plus à moi m'a fait différer bien à regret la rédaction de ces observations. Je désire qu'elles vous offrent de l'intérêt.

« Les deux dernières *, quoique malheureusement terminées, ne sont pourtant pas contre l'emploi du chlore, puisque pour un moment, il est vrai, il a soulagé les deux individus chez lesquels la phthisie était trop avancée. Il faudrait dans bien des cas faire des miracles, et nous sommes si pervers par le temps qui court que nous n'en faisons plus. *J'ai eu à combattre de niaises préventions, d'orgueilleuses ignorances contre le chlore.* J'ai vu des gens qui, au lieu de me demander à leur en laisser suivre les effets, ont trouvé plus naturel de ne rien apprendre, de ne rien

---

* Ces observations sont relatées plus loin parmi celles des cas où le chlore n'a pas guéri.

voir, mais de remuer de petites coteries pour appuyer leur opposition. Aussi serais-je bien aise que vous voulussiez m'adresser deux ou trois exemplaires du recueil des observations que vous réunissez. Il est une chose à noter dans l'état actuel de nos connaissances , et avec les moyens généralement employés, *toutes les phthisies* ou à peu près *sont mortelles.* Mais le chlore ne guérit pas tous les phthisiques, et ne peut pas être employé sous la direction du premier venu , parce qu'à mon avis, et comme vous le dites fort bien, il doit être dosé suivant l'individu et l'état des symptômes généraux. Mais toutes les fois qu'un médecin *me dira que le chlore ne vaut rien contre la phthisie , j'en conviendrai dès qu'il m'aura mis à même d'observer de meilleurs résultats d'un autre moyen.* Mais si à l'aide du chlore , sur vingt phthisiques on en guérit quatre, il reste pour moi le meilleur des remèdes passés et présens contre cette fâcheuse maladie. Le sujet de la première observation (de Lamarre) pense de même; il est si reconnaissant, que, s'il était riche, il aurait bien du plaisir à vous offrir la moitié de sa fortune. Ce sont des vœux stériles , mais ils sont sincères.

« A mon passage à Paris, le 13 juin, mon estimable ami, le docteur Lullier-Winslow, voyant de Lamarre, me demanda de lui faire connaître le résultat de l'action du chlore sur lui. Je viens d'adresser à M. Lullier ces observations : en tous points c'est la même rédaction que celle que je vous adresse , afin qu'il les communique à l'Académie de Médecine, s'il le juge convenable. Avant que vous fassiez usage des miennes, je crois qu'il serait *bon d'attendre de connaître le jugement qu'en portera cette illustre compagnie ;* s'il *leur est favorable,* elles n'en vaudront que mieux alors. Unissez-les à celles que vous voulez publier, je pense, dans quelque journal de médecine; autrement, je serai très fâché de les voir dans un journal politique; je trouve que pour un médecin cette voie sent furieusement le *tré-*

teau ; pas plus encore que je ne voudrais les voir dans ces pamphlets que distribuent quelques pharmaciens avec leurs prétendus spécifiques.

«Puissiez-vous , Monsieur , recueillir assez d'observations pour mériter que le gouvernement vous accorde une récompense digne du service que votre procédé rend à l'humanité : c'est le témoignage le plus honorable qu'on puisse désirer pour un homme qu'on estime.

«Tout à vous d'amitié ,

«*Signé*, BUSNEL.»

TROISIÈME OBSERVATION.

«J. de Lamarre , ex-brigadier au régiment des chasseurs de Nemours, âgé de 27 ans, est né dans une des vallées de la Seine inférieure, de parens que je sais tous jouir d'une très bonne santé : il a le corps grêle , le cou alongé , les pommettes saillantes et rosées , les dents belles, la peau blanche, les cheveux châtain-clair, la barbe blonde et clair-semée; il est d'une grande vivacité d'idées, porté par goût à tous les exercices gymnastiques dans lesquels il excelle, la danse , la natation, l'escrime, l'équitation et, comme tous les phthisiques, très enclin aux plaisirs vénériens.

«Étant encore au service, de Lamarre fut atteint d'une inflammation de poitrine, pour laquelle il entra à l'hôpital de Lunéville, le 4 avril 1828. Remèdes appropriés , *vésicatoire* au bras , etc. Les accidens inflammatoires diminuèrent, mais la chronicité se manifestant, il fut évacué, en juillet suivant, sur l'hôpital militaire de Nancy. Là , il fut jugé phthisique, et mon collègue, le docteur Veillet, chirurgien en chef, à qui j'en avais écrit, me répondit le 20 août 1828. «Ce pauvre garçon est bien malade; il tend «évidemment à la phthisie pulmonaire ; aujourd'hui «même je réclame pour lui un congé de trois mois à

«passer au sein de sa famille.....» Cela entraîna des len-
teurs, le temps de l'inspection arriva, de Lamarre aima
mieux attendre jusqu'au mois d'octobre, et recevoir le
congé absolu qui, alors, lui serait dû. Enfin il arriva chez
moi à Roissy (Seine-et-Oise), le 20 novembre 1828, blême,
les yeux haves, dans un état de maigreur générale, la
voix altérée, le ventre plus volumineux que dans son état
naturel, sans être douloureux au toucher. A chacune des
boutonnières de la ceinture de son pantalon, il avait
été obligé d'ajouter une anse de ruban qui l'allongeait
d'un pouce et demi. La respiration tout-à-fait thorachique
et fort courte. Il devait coucher au second, mais monter
deux étages le fatiguait tellement, qu'on fut obligé,
deux jours après, de le faire coucher au premier.

«A la percussion, la matité de la poitrine était à peu
près générale, un peu moindre cependant vers la partie
latérale et supérieure gauche. Décubitus impossible sur
le dos et le côté gauche, même pénible sur le droit; toux
fréquente, expectoration abondante, muqueuse et claire
jusqu'à la fin, présentant parfaitement cet état que
M. Ravin vient de nous peindre, comme le produit des
tubercules stéatomateux. Violentes quintes de toux matin et soir, jusqu'à ce que la poitrine fût vidée chaque
fois d'une demi-pinte de crachats, rarement sanguins.

«A la base de l'omoplate gauche, une tumeur sous-
cutanée, sans changement de couleur à la peau, douloureuse par la pression, roulante sous le doigt, et offrant
au toucher deux glandes engorgées, du volume d'un œuf
de pigeon. Le matin, le pouls est faible, le soir il est
élevé, la face colorée, soif, sommeil pénible, interrompu;
sueurs; enfin, vers les trois ou quatre heures du matin,
rémission, une heure ou deux de repos. Dévoiement,
cinq ou six selles par jour.

«Pour régime, tisanes émollientes, gommeuses, lactées;
looch blanc, potions gommeuses; demi-lavemens émol-

liens et amylacés, trois fois par jour. Viandes blanches, alimens légers, le lait, boisson aux repas, eau sucrée à peine rougie.

«Le 7 novembre, le vésicatoire du bras, mis à Lunéville, étant supprimé depuis long-temps, j'en fis appliquer un nouveau.

«Le 17 novembre, une douleur à la fesse droite, vers la naissance du nerf sciatique, qui déjà s'était montrée deux mois avant, et seulement pendant quelques jours, reparut, profonde, très vive, s'étendant, en diminuant de sensibilité, sur toute la longueur du trajet du nerf sciatique. Les plus légers mouvemens du membre étaient très pénibles, surtout les premiers jours; mais la poitrine semblait plus libre, et, pendant tout le temps qu'a duré cette douleur, j'ai remarqué que, quand elle était vive, la poitrine était mieux, et lorsqu'il y avait rémission, des douleurs de cuisse, mon malade souffrait de la poitrine, comme si le mal avait voulu reconquérir ce qu'il avait perdu d'intensité pendant les douleurs sciatiques.

«Le dévoiement cessa, et je combattis la phthisie *par ces moyens généralement usités, qui n'ont jamais guéri personne*, et dont l'impuissance contre cette terrible maladie ne laisse au médecin, pour adoucir les derniers momens de son patient, *que les ressources de son propre cœur, je veux dire de la médecine morale*. Quant à la sciatique, j'employai d'abord les cataplasmes émolliens; mais, persuadé de la nécessité d'un point d'irritation long-temps continué sur cette partie, j'y appliquai des ventouses à plusieurs reprises, des linimens ammoniacaux, la térébenthine en lotion; en lavement, le malade ne put la supporter. Enfin, le 3 janvier 1829, j'appliquai un vésicatoire sur la naissance du mal; il produisit un écoulement de sérosité considérable, donna huit jours : mais la sciatique persista, et malgré tous les moyens employés pour entretenir ce vésicatoire, il ne donna plus. Je me gardai de revenir à une nouvelle application de cantharides; elles avaient occasioné une irritation terrible sur la vessie, s'étendant au périnée, à toute la verge et aux testicules, même à la plus légère dose de pommade pour le pansement du vésicatoire; les urines étaient rares, par gouttes laiteuses, laissant déposer une matière fibreuse mêlée de sérosité. Chaque émission était accompagnée d'expulsion douloureuse et difficile de fausses membranes molles, élastiques, dont la fibrine formait la majeure partie, et à la fin écoulement spermatique très douloureux, par gouttes épaisses, quatre à cinq à la fois, souvent plus. La nuit, pollutions fréquentes. Cataplasmes de farine de lin opiacé sur le vésicatoire, à l'hypogastre, au périnée, enveloppant les bourses et toute la verge ; bain de siége. Ces accidens, avec plus ou moins de force, duraient d'abord huit à dix jours, même temps de repos, puis nouvelle irritation qui durait quatre à cinq jours, puis enfin des rémittences de dix à quinze jours. Cette irritation est allée en diminuant jusqu'au 20 avril, qu'un dernier et plus faible accès n'a duré que deux jours. Pendant ce temps, c'est-à-dire du 4 au 20 avril, j'ai vu mon malade plusieurs fois dans un état d'épuisement qui me faisait craindre pour sa vie.

«Malgré cette continuité d'accidens, la sciatique persista, devint chronique ; le malade marchait, mais il y avait claudication. Toujours dans l'opinion qu'un exutoire sur le siége de cette douleur agirait sur la poitrine, j'y posai le 15 mars un séton, qui produisit de l'amélioration, tant que l'irritation fut assez forte pour faire diversion sur celle de la poitrine. Mais la sciatique restait toujours à peu près la même.

«En avril et mai, le dévoiement revint à deux reprises, affaiblit beaucoup mon malade, que je croyais encore une fois perdu; il prit beaucoup de demi-lavemens amylacés.

«Le premier juin, amélioration de tous les symptômes ; le séton, dont le trajet était douloureux, ne donnait plus. Une des issues fut changée en cautère.

«Pour l'historique des accidens qui ont si malheureusement compliqué cette phthisie, j'ai été obligé d'omettre de parler jusqu'à présent de l'emploi du chlore qui m'a rendu, je pense, un grand service pour la vie d'un malade que chaque jour je voyais aller de mal en pis, que je croyais tout-à-fait perdu, malgré son exactitude et la mienne à suivre le régime prescrit en pareil cas, régime que d'ailleurs je regardais comme pouvant seulement adoucir les approches d'une mort inévitable.

«Je savais que depuis quelque temps on employait les fumigations de chlore ; mais, défiant, j'en redoutais l'emploi ; et d'ailleurs je le croyais un de ces remèdes vantés par le charlatanisme comme nous n'en voyons que trop, et pour lesquels malheureusement tant de médecins salissent leurs titres par des placards ou des annonces dans les journaux politiques. Cependant, en désespoir de cause et plutôt que de laisser aller mon patient à une mort certaine, je pris des informations ; je lus le compte rendu d'une séance de l'Académie des Sciences, dans laquelle M. Cuvier parlait de M. Gannal et du chlore. Je vis M. Gannal, qui mit avec moi de la franchise, de la générosité ; c'était le moyen de me convaincre, et, le 19 février 1829, de Lamarre commença les fumigations de chlore, huit par jour, à cinq gouttes, et pendant quatre minutes chaque fois. D'après l'indication, les fumigations devaient être chaque jour augmentées d'une goutte ; mais l'irritation et une expectoration considérable qui en résulta d'abord me firent le laisser quatre jours à cinq gouttes. Cependant, au bout de deux ou trois jours, il se trouva mieux de cette grande évacuation de mucosités ; il respirait plus librement. Nous arrivâmes à six, sept et huit gouttes ; il y resta quatre jours. Elles furent progressivement portées à quatorze ; mais l'irritation fut assez forte pour forcer le malade à revenir à six, car il en fut si mal que j'aurais tout abandonné tant j'étais persuadé qu'il n'avait plus que quelques jours à vivre, et si je n'avais pas craint, en faisant cesser l'emploi du chlore, de tuer le moral d'un malade que je désirais au moins endormir, si je ne pouvais le sauver. Le dévoiement revint d'une manière bien intense. Malgré cela, malgré son extrême faiblesse, de Lamarre voulut persévérer à employer le chlore. L'expectoration était moins abondante ; mais il rendait beaucoup de ces crachats cendrés, débris des tubercules.

« Il y a eu amélioration lente, mais générale : le dévoiement a diminué, il a cessé ; l'expectoration a également diminué ; les fumigations, toujours huit par jour, ont été portées progressivement à vingt-cinq gouttes jusqu'au mois de juin, puis en moindre quantité, et d'une manière variée, de huit à vingt-cinq gouttes ; en un mot, la diminution a été graduée comme l'augmentation, et le malade n'en a entièrement cessé l'usage qu'en décembre dernier, où il faisait de temps à autre des fumigations, quelquefois à quelques jours d'intervalle.

« Le 13 juin, mon malade était encore dans un tel état, quoique pour moi en voie de guérison, qu'un des membres de l'Académie de Médecine me disait à Paris : *Je ne crois pas que vous le sauviez.* Cependant il est allé toujours, mais lentement, de mieux en mieux. C'est en juin que nous partîmes de Paris pour venir habiter Dieppe ; de Lamarre s'y retrouvait à peu près dans sa famille, et l'air natal lui a été si favorable, que, le 14 juillet, par une belle journée, et à mon insu, il prit à la mer un bain de quinze minutes.

« Il insista à user de ce moyen, à cause de la sciatique, qui durait encore, quoiqu'à un moindre degré, mais qui le faisait toujours boiter. Il se trouva bien de ce premier bain, bien-être qui fut pour moi un signe que l'affection de poitrine était guérie, ou près de l'être. Le 16, quoique la journée fût moins belle, il prit un bain de huit minutes ; depuis il en a pris plusieurs, et toujours avec avantage.

« Ce jeune homme, qui demeure chez moi, a, par précaution, continué long-temps, du 19 février au 20 décembre 1825, l'emploi du chlore.

« La santé et l'embonpoint, qui lui sont naturels, sont revenus ; le vésicatoire du bras est supprimé depuis deux mois ; le cautère, qui ne donnait pas, s'est éteint ; et de Lamarre, qui n'a pas eu le plus léger rhume cet hiver, se porte aussi bien que jamais. »

QUATRIÈME OBSERVATION.

« Valliée Désiré, âgé de vingt-huit ans, né et domicilié à Arques, près Dieppe (Seine-Inférieure), célibataire, de taille moyenne, les cheveux blonds, la peau blanche, le corps grêle, avait déjà perdu par la phthisie deux frères et une sœur dans les âges de vingt-sept à trente-quatre ans.

« Valliée, qui, comme ses frères, exerçait la profession de tisserand, fut atteint lui-même d'une inflammation de poitrine qui lui présenta les accidens dont il avait vu périr ses frères, l'un et l'autre mariés, et sa sœur, encore fille. Cette affection, d'après son rapport, n'était autre qu'une sur-excitation ajoutée à son état habituel de malaise et d'irritation pulmonaire, aux hémoptysies, qui plusieurs fois s'étaient renouvelées depuis deux ans. Il fut soigné par un médecin qui, croyant sa perte certaine, cessa de le voir.

« Valliée connaissait le sujet de l'observation précédente, c'était un camarade d'enfance. Celui-ci, peu après son arrivée dans sa famille, où il passa quelques jours, prêta à

Valliée son appareil, et lui fit essayer les fumigations de chlore, qu'il supporta bien. Alors Valliée désira vivement que je lui donnasse des conseils ; mais je ne me chargeai de diriger son traitement qu'après avoir fait observer à sa famille l'état à peu près désespéré dans lequel il était. Agir autrement eût été compromettre l'emploi du chlore, surtout un nouveau moyen chez un sujet pour lequel je n'en espérais d'autre résultat qu'une action morale. Je n'osais penser que ce malheureux pouvait guérir : il était d'une extrême maigreur, ne se tenant debout qu'à l'aide d'une personne, et ne marchant qu'à l'aide de deux ; sa voix était faible, cassée ; la respiration sifflante et caverneuse ; douleurs dans l'intérieur de la poitrine ; crachats purulens, abondans et souvent mêlés de sang ; sueurs nocturnes ; deux à trois heures d'un sommeil interrompu par la toux et le besoin d'expectorer ; dévoiement. Le malade avait un vésicatoire à chaque bras qui donnaient beaucoup : j'en fis supprimer un ; je le mis à l'usage de la tisane d'orge lactée et édulcorée avec sirop de gomme ; potions gommeuses à prendre par cuillerées ; cataplasme de farine de lin sur les points douloureux de la poitrine et au creux de l'estomac, jusqu'à l'ombilic ; lavemens et demi-lavemens amylacés. Pour alimens, car le malade mangeait toujours beaucoup, l'usage des viandes blanches rôties, de légers alimens, le vin trempé, enfin de l'ordre dans les repas, de manière à ne point surcharger l'estomac.

« Le 7 juillet 1829, Valliée commença l'usage régulier du chlore à cinq gouttes, huit fumigations par jour de quatre minutes. Le 18, le malade, dont le moral était excellent, éprouvait un peu de mieux ; le chlore n'était cependant qu'à douze gouttes par fumigation ; progressivement la dose a été portée à vingt-cinq gouttes, deux cents par jour.

« Les accidens ont diminué d'intensité, l'état naturel du

ventre s'est rétabli, les sueurs ont cessé, lé sommeil est revenu, l'oppression, les crachats ont diminué, les fonctions digestives se sont rétablies, tout est allé en s'améliorant.

«Le malade a fait très régulièrement usage du chlore, à vingt-cinq gouttes par fumigation, jusqu'à la fin de novembre ou de décembre; en variant les gouttes d'une manière tout-à-fait irrégulière, dix, vingt, quinze, six, vingt-cinq, il a diminué le nombre des fumigations de six, cinq, quatre, trois, deux à une par jour.

«En toute chose, ce malade a parfaitement suivi mes conseils; il a cessé son état pour prendre un autre genre d'industrie bien moins pénible pour sa santé; il vient d'ouvrir un café dans sa commune, et aujourd'hui il se porte parfaitement bien; il est peut-être celui des deux qui se porte le mieux.»

Je dois à l'obligeante générosité de M. Salonne deux observations, que je soumets au public, avec le doute qu'elles peuvent encore laisser dans l'esprit. Je livre à mes lecteurs les pièces du procès, pures et intactes; c'est la vérité que je cherche : j'aimerais mieux assurément fournir des documens incontestables, mais je les donne comme je les trouve. J'ai dû préférer les observations qui m'étaient fournies par des médecins dignes de confiance, à celles de mes propres recherches.

CINQUIÈME OBSERVATION (DU Dr SALONNE.)

«Au printemps de 1830, je fus appelé auprès d'un enfant de quatre ans, blond, lymphatique, né de parens déjà âgés, qui, depuis quelques jours, avait une fièvre très forte avec symptômes d'un catarrhe pulmonaire intense, compliqué d'un entérite avec la présence de lombrics dans les intestins. Ces symptômes cédèrent après un traitement méthodique de quelques jours ; mais il resta de la toux, de la fièvre vers le soir, et une expectoration abondante, puriforme et un peu sanguinolente. La poitrine examinée attentivement, j'acquis la certitude qu'une inflammation sub-aiguë occupait le cône du poumon gauche, au-dessous de la clavicule ; que, dans cet endroit, le son était irrégulièrement *mat* et plus clair vers le centre ; que là, il y avait gargouillement distinct, et dans les environs, râle mucoso - crépitant, et de plus, pectoriloquie peu douteuse ; il y avait, à ne pas douter, une caverne dans le point central indiqué. Les antiphlogistiques mitigés, un vésicatoire, firent cesser en partie la gêne de la respiration et la douleur. Les autres symptômes persistèrent, ainsi qu'une toux fréquente et de la fièvre de suppuration ; les crachats furent entièrement purulens. Pour traitement, on donna alors tisane de lichen, sirop de quinquina une cuillerée à café tous les matins, sirop de gomme pour édulcorer les boissons.

«Aspiration de chlore dissous dans l'eau, au moyen de l'appareil de M. Gannal. On versait une goutte dans environ quatre onces d'eau tiède ; le lendemain deux, trois, quatre, et ainsi de suite jusqu'à vingt-cinq : d'abord, trois aspirations à quatre minutes par fois, enfin six par jour. Au bout de quelque temps, toux moins fréquente, l'expectoration perd le caractère purulent et son odeur nauséabonde ; elle devient mousseuse sans diminuer de quantité. Après deux mois de ce traitement, l'enfant éprouva une irritation vive de la gorge et de la bouche ; alors, et sans cesser le chlore, quelques adoucissans calmèrent ces symptômes, et la maladie marcha vers une convalescence assez rapide. Pour rétablir les forces, continuation du sirop de quinquina.

«Nul doute ici que l'action du chlore a contribué à cicatriser la caverne ; car, depuis, le jeune malade, quoi-

que délicat, n'a éprouvé qu'un léger catarrhe pulmonaire avec irritation plus marquée vers le point autrefois
malade, mais dans une bien petite étendue. »

SIXIÈME OBSERVATION.

« Madame A***, âgée de trente-deux ans, d'une constitution bilioso-lymphatique, menant une vie très laborieuse,
contracta, par suite de refroidissement (savonnages), un
catarrhe pulmonaire intense, qui, à mon arrivée auprès
d'elle, quinze jours après son invasion, était une pneumonie située au poumon droit, et occupant au-dessus du
sein droit une portion du sommet du poumon. Déjà il y
avait gargouillement dans une étendue de la grandeur
d'une pièce de cinq francs, et dans le voisinage toute la
partie supérieure du poumon présentait le râle crépitant.
Douleur dans tous ces points, dyspnée, toux continuelle,
insomnie, crachats puriformes, fièvre vers le soir, sueurs
abondantes très fétides, haleine forte, découragement.
Lichen, lait, julep, avec extrait de jusquiame, un gr.;
sangsues, deux applications au siége du mal. Soulagement, un peu moins de toux, mais continuation de la
fièvre; expectoration d'un aspect presque purulent, fièvre
hectique bien prononcée; narcotisme, suppression de la
jusquiame.

« Même traitement par le chlore que l'observation précédente. Les premiers jours la gorge s'irrite, enfin la
malade supporte parfaitement les fumigations ; ce traitement lui plaît; l'expectoration diminue graduellement,
devient de bonne nature; la fièvre cesse, la convalescence marche à grands pas : l'appétit revient ; la malade,
bien guérie, après un mois de traitement, voit reparaître
son embonpoint, sa gaîté, et une menstruation régu-
lière, que le mal seul avait interrompue.

« Depuis deux ans il n'est guère de semaine que je ne

rencontre cette femme , qui habite rue Mouffetard ,
n° 86, brasserie Doutte, madame Alexandre. Depuis, elle
n'a éprouvé qu'un léger rhume, parce qu'elle avait supprimé le gilet de flanelle.

Je n'établirai aucun raisonnement sur les faits déjà
produits ; j'ajouterai à ces cures, que l'on peut considé-
rer comme complètes, l'autorité de M. le docteur Cottereau, et particulièrement celle des commissaires qu'il a
eu le bonheur de décider à examiner et à rapporter les
preuves de ses succès par l'emploi de mon moyen.

Dans un mémoire du Recueil industriel de M. de Mont-
léon, on rapporte que M. Cottereau, sur lequel j'aurai
occasion de revenir, a réussi nombre de fois ; on cite
particulièrement deux phthisiques arrivés au dernier
degré. «La femme d'un de ses confrères fournit l'occasion
«de connaître à quel degré le chlore offre des chances
«de guérison ; cette dame, atteinte d'une phthisie tuber-
«culeuse, dont le début était encore récent, fut soumise
«par lui à ce nouveau mode de traitement, et bientôt elle
«recouvra une santé qui, depuis cette époque, ne s'est
«pas démentie un seul instant.

«... M. Cottereau vient de présenter à l'Académie des
«Sciences un nouveau phthisique qu'il a guéri récemment
«avec les inspirations chloreuses, et MM. MAGENDIE et
«DUMÉRIL ont fait leur rapport sur la première obser-
«vation qu'il avait adressée, rapport dans lequel ils dé-
«clarent que chez le malade qui en fait le sujet, l'af-
«fection tuberculeuse des poumons , après avoir été
«constatée , a complétement disparu sous l'influence de
«ce traitement. *C'est un fait authentique que ces savans méde-*
«*cins proclament pour rendre hommage à la vérité* , en atten-
«dant que de nouveaux cas du même genre soient re-
«cueillis en assez grand nombre pour lever tous les doutes
«qui pourraient encore exister dans l'esprit de quelques
«praticiens sur l'effet de cette médication. »

J'extrais encore d'un autre mémoire, publié par M. Chevallier, le passage suivant : «Chez deux autres les inspi-
«rations gazeuses furent employées, et les deux sujets
«soumis à leur action recouvrèrent assez rapidement la
«santé. Cependant, chez tous les deux, les *désordres de
«l'organe pulmonaire étaient arrivés à ce point où, en se ser-*
«*vant des ressources ordinaires à l'art de guérir, il n'est plus*
«*permis d'espérer aucun rétablissement*, le souffle caverneux,
«le gargouillement, la pectoriloquie que faisait recon-
«naître distinctement l'application du stéthoscope, et au-
«quel venait encore se joindre un amaigrissement consi-
«dérable, des sueurs nocturnes et une diarrhée coliqua-
«tive, une toux suivie toujours de l'expectoration de
«crachats abondans, opaques, jaune - verdâtres, quel-
«quefois hémoptoïques, enfin des douleurs excessives
«entre les épaules, et une oppression continuelle. Ces
«symptômes ne pouvaient laisser aucun doute sur la na-
«ture du mal, que confirmait encore le genre de mort
«de plusieurs des membres de la famille de ces deux ma-
«lades. En moins de trois mois, l'application du chlore,
«secondé d'un régime hygiénique approprié, fit dispa-
«raître tous les accidens, et rendit à la santé des mala-
«des, que plusieurs médecins regardaient comme dévoués
«à une mort certaine.»

Je joindrai à ces faits quelques-uns des cas dans lesquels le chlore a soulagé sans guérir.

Voici une observation de M. Moret.

«Je vous envoie enfin, mon cher Monsieur, l'observation que je vous promettais depuis long-temps; faites-en
l'usage que vous croirez utile; j'aurais seulement désiré
avoir assez de temps pour la rédiger de manière à pa-
raître convenablement devant l'illustre corps auquel vous
allez soumettre vos travaux.

«Agréez, etc.

«*Signé*, MORET.»

SEPTIÈME OBSERVATION.

« M. C***, peintre en bâtimens, âgé de trente ans, taille de quatre pieds cinq pouces ; habitude du corps maigre, cheveux noirs, tempérament sanguin nerveux, issu d'un père mort de phthisie pulmonaire, et ayant perdu une sœur de la même maladie, avait éprouvé plusieurs fois dans les années 1824 et 1825 des crachemens de sang peu considérables qui avaient succédé à des épistaxis habituels, et qui cédèrent à des applications de ventouses scarifiées, à des boissons délayantes et à un régime adoucissant.

« Appelé près de ce malade, le 21 juin 1826, je le trouvai atteint d'une hémoptysie violente avec fièvre : des saignées du bras et du pied, des applications de sangsues et de ventouses scarifiées sur la poitrine et le dos, conjointement avec l'emploi de boissons adoucissantes et une diète absolue, rétablirent incomplétement M. *** qui, quoique ses forces fussent réparées suffisamment pour reprendre ses occupations, et même entreprendre plusieurs voyages assez longs, conserva un crachement de sang peu abondant, mais presque continuel et augmentant à la moindre circonstance propre à développer de l'irritation vers la poitrine ; une dyspnée assez forte, une toux sèche. Son traitement dura un mois, et vers la fin, un *cautère* fut établi au bras gauche.

« Cet état de santé incertaine dura jusqu'au 21 janvier 1828, où une nouvelle hémoptysie me ramena près de M. C***. Les saignées et les applications de sangsues, unies à un régime antiphlogistique et à une diète très sévère, furent employées avec énergie pendant les premiers momens, et amenèrent un résultat à peu près analogue à celui de la première fois, dans l'espace de trois à quatre semaines, mais la dyspnée et la toux persistèrent avec plus de force, l'engorgement tuberculeux des poumons devint plus marqué, l'expectoration, plus ou moins mêlée de sang, offrit des matières puriformes, et M. le docteur Bruneau, appelé en consultation, jugea la maladie AU TROISIEME DEGRÉ, PAR CONSEQUENT INCURABLE.

«M. C*** était encore dans un état de débilité tel, que six à huit pas faits dans sa chambre, avec l'aide de deux bras, lui occasionaient un essouflement qui lui durait près d'un quart d'heure, avant de pouvoir articuler une parole, lorsqu'un jour, à ma visite, il me dit qu'un de ses amis, pharmacien à Mont-Rouge, lui avait conseillé de faire des fumigations de chlore, et que, comme je lui en avais parlé antérieurement, il était disposé à tenter cette médication.

«Nous y procédâmes donc, et la première fumigation eut lieu le 13 avril suivant. Nous continuâmes pendant quinze jours, faisant huit fumigations de quatre minutes par jour, à la dose de trois gouttes de chlore sur quatre onces d'eau en commençant, jusqu'à celui de huit qui ne fut pas dépassé. Le malade s'étant plaint, au bout de quelques jours, d'un sentiment de chaleur et de sécheresse à la gorge, après chaque fumigation, je les fis alterner avec des fumigations de décoction de racine de guimauve. Sous l'empire de ce traitement la toux est devenue moins fréquente, et le sang, ainsi que la matière puriforme des crachats ont disparu. Les forces se sont rétablies avec l'appétit, mais la dyspnée est restée assez forte, quoique cependant infiniment moindre, car M. C*** put aller aux Thermes, à pied, où il habite depuis un mois : il peut parler et soutenir la conversation sans être notablement fatigué : l'action seule de monter l'essoufle au point d'être obligé de s'arrêter à chaque étage. La toux persiste encore le matin et le soir d'une manière assez marquée, dans le jour elle est presque nulle, ainsi que l'expectoration.

«Cette observation étant unique dans ma pratique, je
ne puis en tirer la conséquence de l'efficacité des fumigations du chlore pour la guérison de la phthisie pulmonaire, puisque même je regarde M. C***, qui en fait le
sujet, comme non guéri et exposé à une récidive qui
peut lui être funeste. Mais je pense que ce moyen a
puissamment contribué à la cure palliative de ce malade,
ou, pour mieux dire, qu'il a opéré cette cure incomplète
qui prolonge indéfiniment l'existence d'un individu dont
la mort était regardée comme prochaine. Je pense aussi
qu'elle est suffisante pour engager à faire de nouvelles
expérimentations dans des cas qui offrent plus de chances
de succès complet, c'est-à-dire chez des malades n'ayant
pas encore dépassé le deuxième degré de la maladie.

«*Signé*, MORET.

« 15 juillet 1828. »

HUITIÈME OBSERVATION.

«M. L***, de Gentilly, homme âgé de quarante ans, d'un
tempérament lymphatique et bilieux, était depuis long-
temps malade de la poitrine, lorsqu'il vint implorer mes
secours, que je lui accordai d'autant plus volontiers que,
très malade et sans fortune, il avait été depuis long-
temps abandonné des médecins. Je l'adressai à M. le
docteur Laënnec. Ce médecin, après l'avoir exploré,
reconnut que la poitrine présentait, sous la clavicule
droite, un son plus sourd qu'à gauche ; la respiration,
assez énergique dans tout le côté droit, était caverneuse
sous l'aisselle et sous la clavicule, et s'y accompagnait
de gargouillement ou râle humide ; à gauche, la respiration était naturelle, et seulement accompagnée çà et là
de sifflement. D'après ces signes, M. Laënnec annonça
l'existence d'une excavation tuberculeuse au sommet du

3

poumon droit : «J'oserais même affirmer, ajouta-t-il, que
«tout le reste de ce poumon est parsemé de tubercules
«plus ou moins volumineux, ce qu'indiquent le bruit de
«la respiration, variable dans son énergie, et un léger
«râle crépitant. Je crois, dit enfin M. Laënnec en termi-
«nant, qu'on peut tenter les fumigations de chlore, mais
«avec prudence, en raison de la disposition au crache-
« ment de sang et à l'inflammation du tissu pulmonaire.»

«Cet homme, dont la maladie remontait à trois années,
commença le 18 octobre 1827 les fumigations à dix
gouttes, huit fois par jour. Du 18 au 23 la respiration
devint plus facile, l'oppression diminua beaucoup, les
crachats, de purulents devinrent presque entièrement
muqueux, la diarrhée fut arrêtée, l'appétit revint et la
digestion reprit son énergie; les nuits devinrent plus
calmes. Le 23, cet homme eut une indigestion produite
par des harengs, des crachats teints de sang furent
rendus, et, malgré cet accident, le chlore ayant été continué, le mieux se soutint et fit même des progrès.

«Aucun inconvénient ne résulta de l'emploi de ce moyen.
Le malade se montrait sensible aux moindres variations
atmosphériques. Quelques coliques survinrent le 17 décembre et furent calmées par des lavemens émolliens.
Son appétit se soutient, ses digestions sont un peu lentes,
mais se font bien; le malade a une selle par jour, ses
nuits sont calmes, il n'a que par intervalles éloignés des
transpirations nocturnes. Ses crachats, puriformes le
matin, sont presque muqueux le restant de la journée,
l'oppression est presque disparue, et la toux est moins
fréquente. Le 23 décembre, on compta soixante-deux
pulsations par minute et pendant presque toute la
journée.

«Il est évident que la saison contraria les effets du remède ; et si le malade ne guérit pas, on ne peut, en
l'examinant, se refuser de reconnaître que le chlore,

d'une part, ne l'a jamais incommodé, et que de l'autre il en a éprouvé un tel soulagement, que sa vie s'en est manifestement prolongée. Le malade est mort dans le mois de juin 1828, sans éprouver de douleur sensible. Il est évident que les altérations étaient trop profondes pour qu'on pût espérer un rétablissement complet.»

NEUVIÈME OBSERVATION.

M. le docteur Devergie l'aîné a eu l'extrême complaisance de me communiquer l'observation suivante.

«Le nommé Pielle, ancien cuisinier, avait, depuis trois ans, quitté l'art culinaire, parce que la chaleur des fourneaux desséchait sa poitrine et altérait fortement sa santé. Chaque hiver, un rhume assez opiniâtre le fatiguait, et sous son influence les organes de la digestion compromis remplissaient mal leurs fonctions; trois ou quatre mois de l'année il était retenu à la chambre, et les changemens subits de la température lui faisaient de suite éprouver un échec à sa santé, caractérisé par une toux sèche et des digestions moins faciles. Chaque année l'embonpoint diminuait, les forces faiblissaient, la toux augmentait, et aucun moyen autre que quelques boissons adoucissantes et des purgatifs n'avaient été employés pour combattre la phthisie qui marchait à grands pas, lorsque le 26 janvier je fus appelé pour remédier à une hémoptysie violente qui avait préludé, trois jours auparavant, par des crachats striés, puis sanguinolens, puis par du sang pur en petite quantité.

«Depuis trois mois le malade gardait le lit ou la chambre, crachant abondamment du mucus mêlé de pus provenant de tubercules suppurés, mangeant encore assez malgré le dégoût. Tous les jours un accès fébrile en chaud était suivi de sueurs nocturnes, troublait son sommeil, était accompagné de soif, et terminé le matin par des crachats abondans.

«Teint pâle, amaigrissement général, pouls fébrile et plein, son mat de tout le côté droit de la poitrine, respiration difficile, crachement de sang abondant, langue couverte d'un enduit noirâtre, épais, inappétence complète, peau sèche, chaleur générale et vive, soif intense, enrouement constant. En cinq jours, deux saignées de bras, trois applications de sangsues sur la poitrine et une à l'anus, des manuluves et des boissons et potions pectorales, ainsi que la diète, font disparaître l'hémoptysie qui se renouvelle, mais légèrement, au dixième jour, et que quelques sangsues à l'anus suppriment. Quatre vésicatoires volans sont appliqués successivement sur la poitrine, qui redevint sonore dans une grande partie de son étendue, l'appétit se fait sentir et est apaisé par quelques potages légers ; un mieux sensible se manifeste, mais peu à peu les crachats purulens reparaissent ainsi que les sueurs nocturnes.

«Le malade conserve toujours un goût désagréable, et la langue a peine à se nettoyer. Au milieu de février, je propose l'emploi du chlore; M. Gannal l'administre en graduant les doses ; en peu de jours la scène change, le malade se trouve mieux ; au dixième jour l'appétence pour les alimens est fortement marquée, la langue se nettoie, le goût revient, les sueurs nocturnes diminuent sensiblement, les crachats s'améliorent ; au quinzième jour, plus de sueurs, plus de pus dans l'expectoration qui diminue et se réduit à peu de chose; la toux disparaît presque entièrement en moins d'un mois, le teint s'est amélioré, l'embonpoint est revenu d'une manière notable, les digestions se font bien, la poitrine est en bon état, la voix sonore, le malade est gai, le sommeil est tranquille et prolongé.

«Le malade indocile à nos avis, et tourmenté par la faim, que nous lui permettions de satisfaire raisonnablement, quitte la ligne tracée, abandonne le laitage, se livre à son appétit sans examen des alimens. Dans quinze jours de temps l'appareil digestif, trop stimulé, reprend de l'irritation ; bientôt l'appareil pulmonaire participe de cette irritation et d'une nutrition trop abondante ; la fièvre et la diarrhée débutent, et au troisième jour un léger crachement de sang : quatre sangsues à l'anus et la diète arrêtent les évacuations alvines abondantes, et l'expectoration sanguine ; mais la langue a repris son épaisseur et son enduit muqueux qui cède avec peine ; cependant le calme se rétablit, et les fumigations sont reprises. Le malade sort dans le courant d'avril, mais jamais il ne revint à cet état de convalescence si bien marqué pendant le mois de mars ; les crachats reviennent peu à peu purulens, les digestions difficiles, quelquefois un peu de sang est expectoré, les sueurs et la diarrhée reparaissent, la gorge s'enflamme, l'enrouement reparaît ; un voyage de dix jours à la campagne, néanmoins aucune amélioration. Le malade satisfait son goût sous le rapport alimentaire, passe ainsi tout le mois de mai, et finit par succomber à la mi-juin, après un excès de boissons, à tous les symptômes d'une phthisie pulmonaire arrêtée évidemment par les bons effets des fumigations du chlore, dont la quantité était graduée par M. Gannal, suivant l'occurence et l'état du malade.

« *Signé*, DEVERGIE aîné. »

Dans une dixième observation analogue, sous beaucoup de rapports, à celles dont MM. Devergie et Moret ont tracé l'histoire, le chlore, sans produire une guérison complète, que la gravité des lésions organiques ne permettait peut-être plus d'espérer, a cependant encore amené une amélioration digne de fixer l'attention des praticiens. Ainsi donc, lors-même qu'il ne pourrait déterminer que des effets de ce genre, il faudrait manifestement encore y recourir chez beaucoup de malades ; il l'emportera toujours en efficacité sur tous les remèdes connus et préconisés contre la phthisie. Cette observation a été recueillie et rédigée sous les yeux de M. le docteur Honlet.

DIXIÈME OBSERVATION.

«Madame Mittau, âgée de vingt-cinq ans, d'une petite taille et d'une constitution délicate, à la suite d'un saisissement qu'elle éprouva (avril 1827) par suite de l'annonce d'une fâcheuse nouvelle, se trouva fortement oppressée et la respiration très gênée. Ayant consulté un médecin, il pratiqua une saignée au bras droit, et le soir fit poser vingt-cinq sangsues, partie à l'anus et partie au côté droit du bas-ventre ; il ordonna des tisanes rafraîchissantes et la diète, ou peu d'alimens. Pendant un mois la malade se trouva assez bien ; cependant de temps à autre elle ressentait des picottemens à la partie supérieure de l'épaule droite, et au bout d'un mois ces douleurs sont devenues plus vives et permanentes ; les douleurs ne sont plus exclusivement rapportées à la partie postérieure du thorax, mais tout le poumon droit est devenu malade, et le sommet surtout paraît être le siége principal de la lésion. Madame Mittau éprouvait alors une toux qui, d'abord sèche et rare, est devenue fréquente et accompagnée d'expectoration puriforme ; le ventre était très dur, et souvent les alimens étaient rendus peu d'instans après le repas. On applique alors des sangsues sur le sternum, ce qui produisit du mieux. Cet état continue cependant avec plus ou moins d'intensité jusqu'au mois de novembre, époque où les crachats devinrent plus abondans ; l'inflammation s'étend dans l'abdomen, et la malade éprouve une difficulté d'uriner qui lui cause, pendant près de deux mois, de vives douleurs. Les règles se suppriment alors et la malade passe un hi-

ver très pénible. Le 26 mars 1828 le docteur Honlet, qui
lui donnait ses soins depuis près de trois mois, y condui-
sit M. Gannal; elle était alors dans un état de maigreur
excessif, les forces étaient nulles, l'appétit ne se faisait
plus sentir, le sommeil était court et fort agité, et le pouls
offrait, surtout le soir, une accélération fébrile; des coliques et des évacuations alvines avaient lieu. Le poumon
gauche résonnait très bien, mais le droit présentait, à sa
partie supérieure, un son mat qui se prolongeait au tiers
supérieur. Dans la partie moyenne on entendait un râle
muqueux mêlé de sifflement; l'expectoration était d'une
abondance extraordinaire, très épaisse, et d'une fétidité
repoussante. C'est dans cet état qu'au 23 mars madame
Mittau commença les fumigations. Durant les huit premiers jours, elle n'éprouva aucun changement; mais vers
le 15 avril elle sentit ses forces augmenter un peu et ses
nuits devenir meilleures; la peau devint graduellement
plus ferme, la poitrine parut se dégager et l'appétit revint. Les nuits surtout étaient très bonnes, le soulagement parut merveilleux; la malade toussa moins dans les
premiers jours de mai, et alors elle alla assez bien pour
se promener sur les boulevards. Vers les premiers jours
de juin les crachats ont perdu leur fétidité, devenant
beaucoup plus muqueux et moins abondans; les forces
se sont relevées au point de permettre le trajet journa-
lier du faubourg Saint-Denis, près l'église, à la rue
Bourbon-Villeneuve. Madame Mittau éprouva bien encore quelquefois des douleurs dans la partie supérieure
droite de l'épaule, mais elles sont de peu de durée; le poumon gauche est toujours très sain, le droit offre une pectoriloquie marquée, mais le gargouillement que l'on re-
marquait n'est presque plus sensible; elle allait aussi bien
qu'il est possible de l'espérer, lorsqu'un événement étranger occasiona une mort presque subite.

« Il est toutefois évident que dans cette observation le

chlore a arrêté la maladie dans sa marche et a singulièrement amélioré la position de la malade. »

ONZIÈME OBSERVATION.
(TROISIÈME DU DOCTEUR BUSNEL.)

« Victorine X***, âgée de dix-huit ans, née à Dieppe, de
père et mère bien portans, aînée d'une sœur qui paraît
prédisposée à la phthisie. D'après les aveux du père sur
sa santé passée, il eut, peu avant leur naissance, quelques
symptômes de syphilis, qui furent mal traités, ou plutôt
négligés.

« Victorine portant depuis long-temps le *facies* d'une
constitution phthisique, fut à peine réglée et d'une manière irrégulière; elle éprouvait depuis deux ou trois
ans de fréquentes douleurs abdominales, toujours suivies
ou accompagnées par le dévoiement; une toux d'irritation existait sans qu'elle s'en plaignît, ni que ses parens
y fissent attention. Enfin, vers le mois de janvier 1829,
on commença à s'occuper de sa santé, et lorsque je la
vis le 12 août suivant, voici quel était son état :

« La toux était augmentée, douleurs profondes obtuses
dans la poitrine, qui, à la percussion, rendait un son mat
à peu près partout; crachats muqueux, sueurs nocturnes, même le jour, après le plus léger exercice ; affaiblis-
sement, maigreur, perte des cheveux. Depuis quelques
jours surtout augmentation de la toux et des crachats ;
quelques-uns devenus purulens. Dyspnée et douleurs
dans les mouvemens de la respiration, augmentation des
douleurs abdominales et du dévoiement qui donnait cinq
à six selles par jour, quelquefois moins, mais en général
peu abondantes. Pour exciter, disait-on, le retour des
règles, on avait, entre autres moyens, placé un cautère
à la cuisse gauche ; il gênait la malade, donnait peu ; il
était trop éloigné du siége du mal, je le laissai éteindre,

Un peu par considération, je le remplaçai par un autre au bras, *qui a bien donné et rien changé à l'état de la poitrine.*

«Non-seulement il y avait maladie de la poitrine, mais le bas-ventre était atteint de ce genre de lésion qu'on peut appeler phthisie abdominale, lésion qui, chez Victorine, avait précédé celle de la poitrine. Je ne pouvais y porter l'action du chlore, je devais insister sur l'emploi des émolliens. J'ai toujours vu cette méthode améliorer les affections chroniques abdominales. Ainsi, suivant mon habitude, je mis la malade à l'usage de la tisane d'orge, lactée et édulcorée; par goût elle aimait à faire fondre de la gomme arabique dans sa bouche, elle en fit usage. Je prescrivis les demi-lavemens émolliens et amylacés, même des quarts de lavemens plusieurs fois par jour; un régime convenable à son état; enfin le 17 août 1829, elle commença l'emploi des fumigations de chlore, huit par jour, à cinq gouttes et de quatre minutes. Le nombre des gouttes fut augmenté avec circonspection, et plusieurs fois on resta deux à trois jours à sept, à huit et à douze gouttes; elles ont été cependant portées jusqu'à vingt, cent soixante par jour, mais point au-delà.

«Le premier mois, même les premières six semaines, furent toutes en espérance; il y avait une amélioration sensible. La respiration était plus libre; l'expectoration, d'abord augmentée, avait diminué; le bas-ventre était beaucoup mieux; le dévoiement n'existait plus; le moral de la malade excellent. Malheureusement la température humide, qui s'est prolongée jusqu'aux grands froids, la força de garder la chambre; la tristesse s'empara d'elle, et les accidens reprirent leur intensité primitive; les crachats purulens augmentèrent, le dévoiement revint; et, malgré tous nos soins, toutes les modifications apportées à l'emploi du chlore, la médecine symptomatique la plus attentive, la malade succomba le 25 janvier 1830.»

DOUZIÈME OBSERVATION.

«Aglaé H***, âgée de vingt-cinq ans, née à Gamache (Somme), sujet qui, si l'on avait à peindre un phthisique, eût pu servir de modèle, était la troisième de quatre sœurs, dont deux déjà mortes de phthisie : la première, âgée de vingt-sept ans, en novembre 1825; la seconde, à vingt-un ans, en mai 1826; celle qui survit aux trois premières, car Aglaé n'existe plus, porte encore un *facies* qui fait présager pour elle le sort de ses sœurs.

«Aglaé n'avait probablement observé sa santé que du mois de juillet 1829 : c'est de ce moment qu'elle datait l'invasion de sa maladie. Mais il existait depuis longtemps une expectoration de mauvaise nature ; et lorsqu'elle se présenta à mon observation le 7 septembre, à la percussion et à l'auscultation de la poitrine, tout annonçait que déjà des portions de poumons n'existaient plus : la malade était maigre, pâle, ayant perdu presque tous ses cheveux ; la voix rauque, dyspnée, toux fréquente, pénible ; expectoration abondante de matières purulentes ; sueurs nocturnes, et seulement une heure ou deux de repos le matin ; selles liquides, deux ou trois par jour.

«Si je n'avais vu la malade de l'observation précédente, je me serais gardé de conseiller l'usage du chlore à cette fille, qui n'avait rien à perdre, et qui pouvait peut-être gagner à l'employer ; malade qui, sans être très pauvre, n'avait guère les moyens de pourvoir aux nombreux besoins d'une phthisique, surtout dans la plus mauvaise saison de l'année, et qui s'avançait à grands pas. Enfin, pour faire encore une fois la médecine de consolation, plus que pour tout autre motif, le 10 septembre dernier, je lui laissai commencer les fumigations de chlore à trois gouttes, huit par jour, et pendant quatre minutes. Le chlore a été porté successivement jusqu'à vingt gouttes par fumigation ; mais on a été obligé de les diminuer.

« Comme chez le sujet de la onzième observation, il y a eu du mieux pendant quelques jours seulement ; puis les accidens, qui n'avaient été qu'enrayés, reprirent leur intensité, hâtée par la saison peu favorable à cette affection. La malade est morte le 30 décembre 1829.

« Je donne ces observations par ordre de date ; je ne les fais précéder ni suivre d'aucune dissertation sur une maladie bien connue, ni sur les efforts de l'art pour la combattre : il est question de l'emploi du chlore. Je désire que ces observations méritent d'être ajoutées à celles déjà soumises au jugement de l'Académie de Médecine.

« Je n'ai l'honneur de les lui adresser qu'après un laps de temps propre à ne laisser aucun doute sur la guérison. S'il survient quelque nouvelle affection, conséquence de la phthisie chez l'un ou l'autre des deux sujets existans, et s'il est nécessaire, je m'empresserai de le faire connaître à l'Académie. Puissent ces observations contribuer à lui faire porter un jugement favorable sur l'emploi d'un moyen qui, s'il le mérite, s'il est couronné par le succès, devra consoler tant de malheureux, et faire obtenir à son auteur les récompenses du gouvernement ! Tels sont les vœux d'un homme qui n'est point passionné pour tels ou tels moyens, mais qui s'estimera toujours heureux de saisir ceux qui le mettront à même de faire du bien à ses semblables.

Signé, BUSNEL,

« Chirurgien major des hôpitaux militaires, chevalier de la Légion-d'Honneur, et membre de plusieurs Sociétés savantes et de médecine.

« Dieppe, 4 avril 1830. »

Comme moi, le docteur Cottereau s'est effrayé de n'obtenir que du soulagement ; cependant des succès nombreux ultérieurs l'ont entièrement fixé à l'emploi du
chlore, pour lequel il a abandonné les vapeurs de brome
et d'iode, qu'il a expérimentées sur plusieurs individus.

Il aurait été bien doux pour lui d'arriver aux mêmes
résultats par une autre voie ; car il eût pu se dire inventeur, sans contestation !....

Il est inutile d'ajouter aucune réflexion à l'exposé des
faits ci-dessus : c'est au public médical que je m'adresse ;
ses lumières en feront plus que mes raisonnemens.

Mais mon travail demeurerait incomplet si je n'abordais cette seconde question : Comment le chlore doit-il
s'administrer ? Faut-il s'en tenir à l'atmosphère chlorée
de M. le docteur Bourgeois, ou bien doit-on avoir recours
à mon premier appareil ? Celui modifié par M. Richard
a-t-il des avantages pour la cure de la maladie, indépendamment de ceux qu'il a pour sa recette ? Faut-il avouer
que M. Cottereau a utilement perfectionné ma découverte ? Déjà j'ai eu occasion de citer MM. Bourgeois, Richard et Cottereau ; chacun s'est exercé à modifier mes
idées, si ce n'est peut-être le pharmacien Richard, car
peut-on appeler modification l'emploi d'un flacon à trois
tubulures au lieu d'un flacon à une seule, quand il n'en
résulte que plus ou moins de commodité pour renouveler le chlore ?

Qu'il me soit permis d'indiquer la disposition de l'appareil dont je me sers pour faire inspirer le chlore. Cette
disposition est essentielle à connaître, si l'on veut arriver
sûrement aux mêmes résultats que moi.

Il faut d'abord que la capacité du flacon soit d'un demi-
litre environ ; s'il était plus petit, le malade se trouverait
exposé à éprouver de fortes quintes de toux, parce que,
d'une part, le chlore liquide ne pourrait plus être étendu
dans une assez grande quantité d'eau, et que de l'autre

cette eau, se refroidissant trop vite, ne laisserait plus dégager assez de vapeurs aqueuses pour saturer suffisamment le chlore gazeux. Il faut aussi que les tubes dont le flacon est garni (soit qu'on se serve d'un flacon à trois tubulures, soit qu'on emploie simplement un flacon à col droit, fermé par un gros bouchon, percé de deux trous) aient au moins cinq lignes de diamètre. J'ai voulu, chez quelques malades, employer les flacons dits *flacon-Boudet*, dont on se sert pour les fumigations d'éther, et j'ai remarqué que les mouvemens d'inspiration devenaient pénibles et fatigans. Cet inconvénient a disparu dès que j'ai substitué l'appareil dont j'ai parlé.

La quantité de chlore à employer dans chaque fumigation et le nombre des fumigations que l'on doit faire chaque jour ne sont pas, comme je l'ai déjà dit, une chose indifférente. J'ai toujours vu le chlore demeurer sans résultats quand on faisait moins de six fumigations par jour, et je crois que l'on peut, sans inconvénient pour le malade, en porter le nombre à huit. Mais il ne faut pas, comme je l'ai vu, faire interrompre ces fumigations sans motif suffisant. Beaucoup de médecins se sont laissé alarmer par une légère oppression, suite du contact d'une substance nouvelle sur l'intérieur des voies aériennes, et qui s'est bientôt dissipée sous l'influence de la prolongation de ce contact auquel la membrane muqueuse pulmonaire s'habitue assez facilement. Le seul symptôme qui m'ait paru exiger que le traitement fût modifié est une irritation trachéale qui se manifeste chez quelques sujets à la suite de chaque fumigation, principalement dans les cas de phthisie laryngée. Il faut réduire alors les quantités de gaz, ou même en suspendre l'emploi, si l'irritation continue pendant plusieurs jours.

Voici comment je me suis conduit chez certains malades, qui, ayant commencé à dix gouttes et voulu augmenter trop promptement les doses, éprouvèrent cette irritation trachéale : je leur ai fait faire des fumigations à cinq gouttes, et j'ai augmenté d'une goutte seulement par jour jusqu'au moment où l'irritation de la gorge se fit sentir ; j'ai réduit alors de nouveau la dose du chlore à cinq gouttes pour remonter graduellement comme la première fois, et je suis ainsi parvenu à faire supporter, en peu de jours, des doses de vingt à trente gouttes. Dans tous les cas, les malades, en recommençant ainsi à plusieurs reprises, sont parvenus à dépasser la dose qui primitivement leur causait de l'irritation. Cette méthode est d'ailleurs plus sûre quand on désire une amélioration soutenue ; car il arrive souvent que, pendant les quinze premiers jours de l'emploi du chlore, l'amélioration est sensible, quoique lente. Mais à cette époque la maladie devient stationnaire durant un temps plus ou moins long. J'ai vu deux malades qui, après avoir été assez sensiblement soulagés l'espace d'une vingtaine de jours, sont restés plus d'un mois au point où ils étaient arrivés d'abord, tandis que plusieurs autres, chez lesquels j'ai gradué les quantités de chlore, ainsi que je viens de le dire, ont vu leur maladie marcher sans interruption vers la guérison.

Je dois dire ici que j'ai soigné et guéri une grande quantité de malades ; mais, comme on ne pouvait pas positivement constater qu'ils étaient phthisiques, je me suis abstenu d'en citer les observations. On m'a souvent offert des malades à la dernière période du troisième degré, mais je n'ai jamais pu en rencontrer du deuxième ou du premier degré, sans qu'on me contestât la phthisie.

La qualité du gaz doit être prise en grande considération. Beaucoup de personnes pensaient que toute espèce de chlore pouvait servir : c'est une erreur ; il n'y a de bon que celui qui est parfaitement pur, et pour peu qu'il contienne d'acide hydrochlorique, le malade s'en aperçoit sur-le-champ. On ne doit faire usage que de celui qui est du troisième flacon de l'appareil de Volff, les deux premiers contenant des substances étrangères.

Les détails dans lesquels je viens d'entrer m'amènent à réfuter une théorie développée devant l'Académie de Médecine. M. Bourgeois, médecin à Saint-Denis, qui a bien voulu reconnaître, après l'éveil que je lui en ai donné, que des ouvriers phthisiques guérissaient dans les ateliers de blanchiment, a pensé tout seul que ces guérisons étaient dues au chlore répandu constamment en grande quantité dans l'atmosphère de ces ateliers; mais il aurait dû savoir qu'il n'y a de dégagement notable de ce gaz que lorsqu'on fait arriver le chlore liquide sur les pièces, à mesure qu'on les substitue à celles déjà soumises à l'action de ce liquide, et que, par conséquent, ce dégagement n'a lieu qu'à des intervalles plus ou moins rapprochés. Faute d'avoir fait attention à cette circonstance, il a commis une grave faute en proposant de disposer un local convenablement, pour y amener continuellement du chlore gazeux, et faire vivre les malades dans cette atmosphère : or, il faudrait d'abord, dans ce cas, remplir l'appartement de vapeurs d'eau avant d'y faire parvenir le chlore; car il est suffisamment démontré, je crois, que le chlore gazeux anhydre ne saurait être aspiré sans danger. Cette vapeur d'eau, mêlée au chlore, serait décomposée par l'action de la lumière, et donnerait lieu à la formation d'acide hydrochlorique, dont l'effet est assurément bien différent de celui du chlore. Il est bien vrai que cette décomposition a lieu également dans les ateliers, mais aussi, et quoiqu'elle soit moins dangereuse, en raison du renouvellement fréquent des émanations, elle y occasione souvent de violens accès de toux chez les ouvriers. Cette toux est déterminée, soit par le gaz chlore anhydre, soit par le gaz acide hydrochlorique, c'est ce qui m'avait conduit à chercher un moyen d'éviter, dans l'application du chlore, toute formation d'acide.

Ajoutons que dans le procédé de M. Bourgeois, il serait
à peu près impossible de calculer la quantité de gaz nécessaire pour avoir constamment une atmosphère égale,
et d'éviter l'inconvénient de n'y pas introduire assez de
chlore, ou le danger d'en introduire trop. Le mémoire
de M. Bourgeois ne doit donc être consulté qu'avec ré-
serve, sous ce rapport; il mérite d'ailleurs toute l'attention des hommes de l'art, et je le cite avec plaisir.

La substitution, par M. Richard, d'un flacon armé de
trois tubulures à un flacon qui n'en a qu'une, fut faite
dans l'intention unique d'augmenter le prix de l'appareil.
Ces tubulures servent à mettre le chlore, et à changer
l'eau, sans ôter les tubes : cela est fort indifférent pour
les résultats.

J'ai donc la satisfaction d'annoncer aux malheureux,
que pour 75 centimes ils seront aussi bien guéris que
pour 5, 15 ou 30 francs. Ce qu'a d'odieux la spéculation
de MM. Cottereau et Richard, élève contre eux un pré-
cédent qui rend moins improbables les tentatives qu'ils
ont faites pour s'approprier ma découverte. Le passage
suivant d'une lettre de M. le docteur Petitgars prouve
assez combien les prétentions de M. Richard lui font
peu d'honneur.

«Si mon certificat peut vous être de quelque utilité pour
«fixer l'époque de la publication de votre découverte, je
«puis déclarer ici, Monsieur, que je me suis présenté de
«votre part, vers la fin de septembre 1827 environ, chez
«M. Richard, pour me procurer un appareil propre à des
«fumigations chloriques. Ce pharmacien ne put me satis-
«faire immédiatement, attendu, me dit-il, qu'il n'avait
«point encore préparé de flacons pour renfermer le chlore
«pur, et que vous n'aviez point vous-même arrêté la forme
«ni la quantité de tubulures que devait avoir le vase fu-
«migatoire. M. Richard me montra alors divers appareils
«de son invention, et autres, pour des fumigations éthé-

«rées, etc.; et en me promettant que le lendemain je re-
«cevrais un bocal disposé d'après les instructions encore
«générales de M. Gannal, qui devait y apporter ulté-
«rieurement d'utiles modifications; mais qui, tel qu'il
«était, pouvait servir à l'inspiration du gaz-chlore.

…«Vingt-quatre heures après, je reçus deux flacons; l'un
«était garni extérieurement de papier noir, et contenait
«deux onces de gaz-chlore dissous dans l'eau; l'autre, de
«la contenance d'une livre et demie environ, dit *goulot ren-*
«*versé*, était hermétiquement fermé par un gros bouchon
«de liége percé de deux trous. Le premier donnait pas-
«sage à un tube de verre de dix pouces de longueur sur
«cinq lignes de diamètre, et plongeait dans le bocal des
«trois quarts de son étendue; le deuxième trou contenait
«un autre tube de quinze pouces de longueur, de même
«diamètre, recourbé à angle droit vers le tiers de son
«étendue, et qui était enfoncé dans le bocal de deux
«pouces environ; l'extrémité du tube était évasée en forme
«de pavillon aplati de haut en bas, de manière à s'accom-
«moder à la forme de la bouche entr'ouverte. Enfin, la
«disposition respective de ces deux tubes était telle, que
«le premier devait servir d'entonnoir et plonger dans le
«liquide pour y transporter l'air extérieur; et le second,
«libre à la partie supérieure du vase, devait transmettre
«par son extrémité évasée le gaz-chlore affaibli par la
«vapeur de l'eau tiède dans les voies aériennes, et jus-
«ques dans les cavités des poumons. (Voir pl. I, fig. 1.)

«Telle est la description succincte de l'appareil qui
«m'a été envoyé par M. Richard, comme étant inventé
«par M. Gannal, dont il paraissait être le dépositaire ou
«plutôt l'entreposeur naturel, à cause de la consommation
«du chlore qu'on aurait employé, et que M. Richard de-
«vait préparer. Je désire, Monsieur, que cette lettre puisse
«vous servir à faire triompher la vérité, si des envieux
«s'emparant de votre découverte, prétendaient avoir sur

«vous une antériorité, combattue par des dates qui les
«démentent, et des expériences qui peuvent les con-
«fondre.

«Agréez, etc.

«*Signé*, PETITGARS, D. M. P.

«9 janvier 1829. »

L'annonce dans les journaux et ma réponse éclaireront
encore cette turpitude.

Constitutionnel du 7 février 1828, page 4.

«M. Richard-Desruez, pharmacien, grande rue Taranne,
«n° 20, qui a inventé et disposé les appareils à chlore
«dont M. Gannal s'est servi pour le traitement de la
«phthisie pulmonaire, a l'honneur de prévenir le public
«qu'il vient de faire avec le plus grand succès l'applica-
«tion du chlore au traitement des asthmatiques, et que,
«par les résultats étonnans déjà obtenus, il peut par
«avance annoncer le soulagement et même la guérison
«des personnes atteintes de cette horrible maladie.

«On trouve chez le même les appareils fumigatoires,
«employés avec beaucoup de succès par un grand nom-
«bre de médecins distingués, pour combattre *les toux d'ir-*
«*ritation, les rhumes et autres affections de la poitrine.*»

Sur les observations d'un des membres de la commis-
sion nommée par l'Académie des Sciences pour l'examen
de mon travail, et pour lui prouver que j'étais étranger
à cet acte de charlatanisme, j'ai fait insérer dans *le Consti-*
tutionnel du 4 mars 1828 l'article suivant, insertion qui
m'a coûté 60 fr.

«M. Richard a fait insérer dans *le Constitutionnel* du 7
février un article par lequel il annonce avoir inventé et
disposé les appareils dont je me sers pour l'application
du chlore au traitement des maladies de poitrine. Cette

annonce renferme une prétention au moins exagérée, et
que je ne puis m'empêcher de relever. Il est très-vrai que
M. Richard a préparé du chlore et des appareils pour des
malades que je lui avais recommandés, par suite des an-
ciennes liaisons qui existaient entre nous ; mais il y a loin
de là à une invention, quelque peu de mérite qu'il y ait
eu à la faire ; personne ne voudra croire qu'un homme
qui s'est toute sa vie occupé de chimie ait eu besoin de
l'aide d'un autre pour disposer l'appareil le plus simple
dont on puisse se servir dans cette science.

« M. Richard annonce aussi avoir employé avec succès
les fumigations de chlore dans le traitement de l'asthme :
cela peut-être ; je n'ai point fait mystère des observations que j'ai recueillies depuis neuf ans sur l'emploi de
ce corps comme médicament, et par conséquent tout
autre que moi a pu l'employer avec avantage. Mais je
dois dire ici que, depuis que l'attention du public a été
fixée sur ce nouveau remède, il m'a été adressé des
reproches relativement à des expériences faites à l'hôpital de la Charité ; or, ces expériences ont précisément été
faites sous la direction de M. Richard, et j'y ai été totalement étranger. Quoi qu'il en soit, je n'aurais pas songé
à relever les prétentions de M. Richard, si je n'avais
craint qu'on supposât de la participation de ma part.

« Signé, GANNAL.»

M. Cottereau lui-même, dans une lettre de sa main, a
pris soin de reconnaître mon droit, sauf la discussion de
ses améliorations, sur le principe desquelles nous ne
sommes nullement d'accord.

Voici sa lettre :

Paris, 15 janvier 1829.

« Monsieur,

« La découverte d'un remède nouveau ou d'une pro-

«priété encore inaperçue dans une substance médica-
«menteuse, déjà employée, n'est le plus souvent, de nos
«jours , qu'une manière honnête de se faire connaître ,
«et des désappointemens fréquens prouvent à tous les
«praticiens observateurs qu'ils doivent bien rarement
«compter sur les moyens dont on prétend ainsi enrichir
«la thérapeutique.

«Pour mon compte je m'y suis laissé prendre plusieurs
«fois, et maintenant ce n'est qu'avec la plus grande dé-
«fiance que je me décide à mettre en usage des médica-
«tions qu'une longue expérience n'a pas sanctionnées.
«Aussi, lorsqu'en 1827, un article de vous, inséré dans
«le *Journal des Débats*, annonça que la phthisie pulmo-
«naire pouvait être combattue avec succès par le chlore
«gazeux, j'avoue que mon premier mouvement fut de
«m'élever contre une méthode de traitement que je re-
«gardais à la fois comme irrationnelle et comme dange-
«reuse, *et je combattis votre proposition dans une des feuilles
«scientifiques de cette époque.* En effet, j'avais passé dix
«années de ma vie dans des officines et des laboratoires
«de chimie, et j'avais souvent eu occasion de constater
«l'action du chlore sur les voies aériennes; j'avais vu des
«accidens inflammatoires et des hémoptysies résulter de
«l'inspiration de ce gaz mêlé en assez grande quantité à
«l'air atmosphérique, et il me semblait naturel de penser
«que des effets analogues devaient être produits en l'in-
«troduisant à l'état de pûreté dans les conduits qui par
«courent l'organe pulmonaire.

«TEL FUT D'ABORD L'OPINION QUE JE M'EN FOR-
«MAI. Cependant vous affirmiez en avoir obtenu des suc-
«cès, et l'assertion d'un homme connu honorablement
«dans la science méritait bien qu'on se donnât la peine
«de la vérifier. D'un autre côté, *vous n'en faisiez point une
«spéculation*, et c'était un motif de plus pour m'engager
«à revenir d'un ugement porté à *priori*, et à rentrer dans

«une route plus conforme à la saine raison. Je commen-
«çai donc à douter, et je résolus de m'éclairer. La phthi-
«sie tuberculeuse est tellement répandue, que les occa-
«sions de la faire se présentèrent bientôt. Je suivis vos
«préceptes sans m'en écarter un instant, et j'échouai dans
«mes tentatives : *les inspirations de chlore déterminèrent de*
«*graves accidens qui me forcèrent à les suspendre presque dès*
«*le début.* Je les répétai à diverses reprises et chez plu-
«sieurs sujets, et dans la plupart des cas elles eurent des
«résultats du même genre. Je ne pouvais en trouver la
«cause que dans le défaut d'habitude. Pour m'exercer à
«administrer le gaz, j'essayai moi-même à le respirer, et
«je parvins à le faire sans en être aucunement incom-
«modé, même à très forte dose.

«Je recommençai aussitôt le traitement de plusieurs
«phthisiques, et, guidé par ce que j'avais observé tant
«sur d'autres que sur moi-même, j'acquis une telle
«habitude de manier le médicament, que je puis le donner
«avec la certitude de n'avoir jamais à craindre de suites
«fâcheuses. Je procurai du soulagement, je vis les jours
«de mes malades se prolonger, peut-être au-delà de ce
«qu'il me semblait possible de les conserver ; néanmoins
«je les perdis. C'était avoir déjà obtenu beaucoup : mais
«pourquoi étais-je moins heureux que vous ? Cette ab-
«sence de guérison me désespérait ; je ne voulais plus
«employer le chlore, et j'allais perdre le fruit de tout
«ce que j'avais fait jusque-là, lorsque mon ami M. Che-
«vallier me sollicita de continuer.

«La femme d'un de mes confrères se trouva dans le cas
«d'être soumise à l'action du gaz ; j'entrepris de la traiter,
«et je parvins à la guérir. C'est à cela que je dois l'expli-
«cation de mes insuccès. Je réfléchis sur les différences
«qui existaient entre l'état de cette dame et celui de mes
«premiers malades, et je reconnus clairement que le trai-
«tement de ceux-ci avait été commencé à une période trop

«avancée de la phthisie pour qu'il fût possible de les ré-
«tablir : le chlore avait produit chez eux tout ce qu'il était
«susceptible de produire à une pareille époque de cette
«maladie ; il les avait rendus à l'espoir en diminuant leurs
«souffrances, et avait reculé de quelque temps le terme
«de leur vie. Depuis ce moment, trois autres individus,
«mis en traitement à un degré convenable, ont été conve-
«nablement guéris. Je me livre entièrement aujourd'hui à
«cette spécialité ; et parmi les phthisiques, ceux auxquels
«je donne des soins, j'en ai deux encore qui marchent à
«grands pas vers leur entier rétablissement ; un troisième
«serait sur la même ligne, si des écarts de régime multi-
«pliés ne venaient pas chaque jour détruire les bons effets
«des inspirations.

«En terminant cette lettre, JE DOIS VOUS DIRE QUE
«L'APPAREIL QUE VOUS AVEZ INVENTÉ A CHANGÉ
«DE FORME ENTRE MES MAINS. Il présentait des incon-
«véniens que j'ai fait disparaître à l'aide de plusieurs
«additions importantes ; j'en donnerai une description dé-
«taillée dans l'ouvrage que je prépare sur ce point de
«l'art de guérir, et que je compte publier sous peu. Ce-
«pendant, malgré l'avantage que le titre de médecin me
«donne sur vous pour l'application d'un médicament
«aussi actif, malgré les améliorations que j'ai apportées
«à l'appareil, *vous n'en conservez pas moins le mérite d'une*
«*aussi importante découverte.*

«Du reste, bien que je sois parvenu à rendre le mode
«d'opérer moins difficile, je suis assuré que, quelque
«avantageux que soit le traitement par le chlore, son
«emploi sera toujours borné aux grandes villes ; c'est là
«seulement que les praticiens trouveront des occasions
«assez fréquentes de le mettre en usage pour pouvoir
«acquérir ce degré d'habitude sans lequel ils ne peuvent
«espérer de l'administrer convenablement chez les diffé-
«rens sujets : *le médecin qui manquera de ce guide indis-*

« *pensable ne guérira que par hasard, et sera toujours exposé* « *à déterminer les accidens dont j'ai parlé plus haut.*

« Veuillez, Monsieur, etc.

« *Signé*, COTTEREAU, D. M. P. »

Les modifications apportées par M. le docteur Cottereau à l'appareil que j'ai indiqué sont les suivantes : le tube droit, au lieu d'être fixé au moyen d'un bouchon, est d'un diamètre plus fort et usé sur le flacon ; le tube courbe, également usé sur le flacon, est muni d'un robinet également en verre, dont je ne devine point l'utilité, à moins qu'il ne serve à compliquer l'appareil et à en rendre l'aspect plus imposant, en même temps qu'il en augmente le prix. La troisième tubulure est surmontée d'un flacon-entonnoir, destiné à contenir le chlore. Le tout est placé dans un fourneau de fer-blanc, qui échauffe le système entier au moyen d'une petite lampe. Dans le tube droit est placé un thermomètre. Nous avons déjà dit que la température de l'eau servant aux fumigations doit avoir environ trente-cinq degrés centigrades ; mais cinq degrés de plus ou de moins ne signifient rien. L'eau chaude est nécessaire, parce que, à la température ordinaire, le chlore qui se dégage n'est point saturé d'eau et attaque les membranes muqueuses ; passé le 25e degré, il ne produit plus cet effet. D'ailleurs, il est si peu de personnes qui savent se servir d'un thermomètre, qu'on doit éviter d'en prescrire l'usage.

Pour se servir de l'appareil de M. le docteur Cottereau, on met de l'eau dans le flacon, dont la température s'élève graduellement par l'action de la lampe. Quand le malade veut faire une fumigation, il tourne le robinet du flacon-entonnoir, et laisse tomber le nombre de gouttes de chlore qu'il veut obtenir pour sa fumigation. Avec mon appareil, au contraire, il suffit de verser dans le flacon un verre d'eau chaude comme pour un bain, c'est-à-dire qu'on puisse y mettre le doigt ; puis on ajoute le chlore, en comptant les gouttes et en les versant dans le tube droit. Ce changement n'est aucunement utile, puisqu'il faut chaque fois changer l'eau, que les fumigations se font à plusieurs heures d'intervalle, et que d'ailleurs on se procure toujours facilement de l'eau chaude, surtout chez un malade.

Lorsqu'on verse du chlore d'un flacon dans l'appareil, on peut positivement en mettre la quantité que l'on veut, tandis qu'au moyen du flacon-entonnoir cette possibilité n'est plus la même. La pression de l'intérieur du flacon n'est jamais égale ; si le bouchon est hermétiquement fermé, la pression atmosphérique empêche la sortie du chlore liquide par le robinet inférieur, tandis que, si le flacon, qui fait corps avec l'appareil, s'est échauffé, le gaz entré en expansion forme une pression intérieure et force la sortie du liquide. On se trouve par-là toujours placé dans la fâcheuse alternative de mettre trop de chlore où pas assez.

Le second inconvénient est dans l'effet de la capillarité du conduit depuis le robinet jusqu'à l'extrémité inférieure de l'entonnoir. On conçoit effectivement que le tube, qui doit servir de conduit, ne lâche de gouttes à sa partie inférieure que quand il est absolument plein et dans toute son étendue ; dès lors, si vous comptiez faire une fumigation à cinq gouttes, vous êtes exposé à en faire une de quinze, puisque vous aurez tout le chlore qui est dans le tube de l'entonnoir.

Le troisième inconvénient résulte du robinet qui, pouvant ne pas fermer hermétiquement, laisse passer successivement la totalité du chlore, et expose de la sorte le malade aux plus cruelles souffrances.

Enfin cet entonnoir, constamment soumis à l'influence de la température du flacon, ne peut contenir que pendant fort peu de temps le gaz chlore dissous dans l'eau , et cette cause peut encore donner lieu à de nouvelles erreurs.

Ce sont ces différens motifs qui me font vivement désirer depuis long-temps que MM. les commissaires de l'Académie se prononcent enfin sur la prétendue supériorité de l'appareil inventé par M. le docteur Cottereau.

Quant à M. le docteur Bourgeois, voici les faits. Dans le mémoire qu'il a lu à l'Académie de Médecine, la question de priorité relative à l'idée d'appliquer le chlore au traitement de la phthisie ne me paraît pas avoir été résolue avec franchise. Ce médecin ne se rappelle pas, dit-il, que je lui ai fait part de mes remarques touchant l'action du chlore sur les ouvriers atteints de toux rebelles et de longue durée. Cependant cette communication est positive; elle remonte à l'année 1817. Mais il se rappellera, du moins, que la colonie de Flamands, appelée à Saint-Denis par MM. Gombert et Ce, et sur laquelle il dit avoir fait ses premières observations, n'est venue s'y établir qu'en juillet 1818; que, jusque-là, il n'y avait eu à Saint-Denis que deux établissemens employant du chlore, celui de M. Carruyer et celui de M. Dulfoy, que je dirigeais. Je le répète, j'ai quitté Saint-Denis le 5 janvier 1818, c'est-à-dire six mois avant que les Flamands de M. Gombert eussent commencé leurs travaux.

Mes observations étaient donc antérieures à cette époque. L'article de la *Revue médicale* est, sous ce point de vue, plus décisif en ma faveur que ne semble le croire M. Bourgeois. L'expression de sa phrase (M. Gannal avait communiqué le même fait à M. Laënnec) suppose évidemment une antériorité, et, en effet, mes premières remarques avaient été soumises à M. Laënnec dès 1819, alors qu'il faisait à l'hôpital Necker ses belles expériences sur l'auscultation médiate. M. Bourgeois ne lui a fait part des siennes qu'en 1824, c'est-à-dire cinq ans plus tard.

Ajouterai-je enfin que M. Bourgeois devait être aussi convaincu en 1816 qu'en 1828 de l'inutilité des nombreux remèdes proposés jusque-là contre la phthisie? Cependant il n'a songé à tenter l'emploi du chlore qu'à cette dernière époque. Comment se fait-il qu'il soit demeuré douze longues années en quelque sorte endormi sur une découverte importante au bien-être de l'humanité, lui qui, en sa qualité de médecin, avait tant d'occasions d'expérimenter un agent nouveau dont l'innocuité, sinon l'avantage, devait lui être démontrée? Lui fallait-il mon premier mémoire pour le réveiller et le décider à publier ses observations ? Je regrette que la conscience de M. Bourgeois l'ait trahi, dans les choses qui intéressent si hautement la probité. De semblables réticences sont bien fâcheuses.

Avant de terminer, je suis tenté de faire une dernière citation ; elle est extraite du mémoire inséré dans le *Recueil industriel manufacturier*, publié par de Mauléon, et relative aux expériences de M. Cottereau.

«D'impudens charlatans ne voyant dans l'application «d'un moyen inusité jusqu'alors, qu'une voie de plus «pour arriver à la fortune en s'en attribuant le monopole, «s'empressent de donner le chlore de tout côté et à tous «venans; ils rendent les malheureux qui se confient à «eux, victimes de leur impéritie et de leur cupidité. »

Je m'estime heureux d'avoir été utile par une découverte; je cherche encore à l'être en livrant au public impartial mes observations et mes espérances.